健康上海绿皮书

（2018）

王玉梅　杨雄　主编

上海人民出版社

目　录

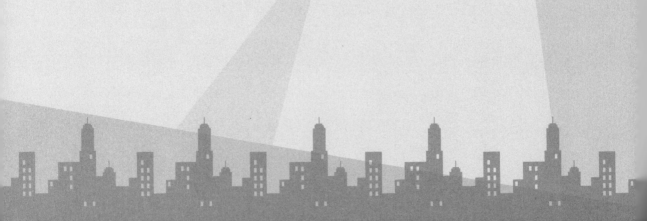

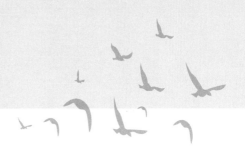

健康环境

健康产业

典型案例

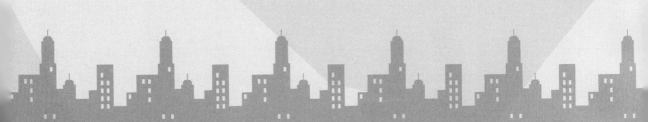

前 言

　　健康，是人民最具普遍意义的美好生活需要，随着经济社会发展，人民群众对健康安全的要求日益提高，保障和改善人民健康对于维护社会和谐稳定、促进经济可持续发展、保障国家长治久安具有重要意义。在 2016 年 8 月召开的全国卫生与健康大会上，习近平总书记明确提出要"将健康融入所有政策，人民共建共享"，强调"没有全民健康，就没有全面小康。要把人民健康放在优先发展的战略地位"。同年 10 月，中共中央、国务院印发《"健康中国 2030"规划纲要》，党的十九大报告更是将实施"健康中国战略"纳入国家发展的基本方略，把人民健康置于"民族昌盛和国家富强的重要标志"的地位。2017 年 9 月，中共上海市委、上海市人民政府印发《"健康上海 2030"规划纲要》，标志着健康上海建设进入了全面实施阶段。

　　规划纲要对标全球城市，从健康生活、健康服务、健康保障、健康环境、健康产业等五方面，提出了 23 项建设指标，明确提出：到 2020 年，城市公共政策充分体现健康理念，建立与上海经济社会发展水平相适应、与城市功能定位相匹配、以市民健康为中心的整合型健康服务体系，成为亚洲医学中心城市和亚洲一流的健康城市；到 2030 年，健康融入所有政策，形成比较完善的全民健康服务体系、制度体系、治理体系，实现健康治理能力现代化，市民健康水平和生活质量不断提升，人均健康预期寿命达到全球城市先进水平，健康产业成为城市支柱产业，率先实现可持续健康发展目标，成为具有全球影响力的健康科技创新中心和全球健康城市典范。

新中国成立以来特别是改革开放以来，上海健康事业改革发展取得了显著成就，健康服务体系不断完善，城乡环境面貌明显改善，市民身体素质和健康水平持续提高。但是由于人口深度老龄化以及疾病谱、生态环境、生活方式不断变化，上海仍然面临多重疾病威胁并存、多种健康影响因素交织的复杂局面，健康服务需求不断增长与供给总体不足之间的矛盾依然比较突出，健康领域之间、健康领域与经济社会发展之间的协调性仍然需要加强，健康融入所有政策的体制机制尚不完善。为了更好地推动健康上海建设，需要系统地观测健康上海建设的现状和趋势，客观评价健康上海建设水平，及时发现问题与瓶颈，总结经验和规律，上海社会科学院健康经济与城市发展研究中心编写了《健康上海绿皮书》（2018）。全书以《"健康上海 2030"规划纲要》为指导，聚焦健康上海"普及健康生活、优化健康服务、完善健康保障、建设健康环境、发展健康产业"五大战略举措，通过总报告与分报告相结合的方式，力求以翔实的数据、客观的分析，深入探讨健康上海建设并提出有针对性的政策建议。

　　总报告《健康上海指数报告》遵循客观性、层次性、系统性、科学性以及可行性等原则，立足健康上海的各个维度、政府推进、市民参与和社会协同等层面，从客观水平与主观感受两个角度，构建了"健康上海指数"模型，提供了一条直观地动态地全景呈现上海市民健康水平的路径，同时监测追踪健康上海建设发展进展，展现不同主体参与健康上海的实践状况，发现其中存在着的现实"短板"并由此提出有针对性的思路，推动健康领域政府、企业、市民及社会组织共同参与、共同治理与共同发展格局的形成。分报告则着眼于健康上海五大战略举措，通过深入的社会调查、企业走访以及数据分析，把发现的问题、解决的建议、蕴含的规律及时形成理性思考，其中凝聚了研究人员的大量精细工作和创新思路，为推动健康上海顺利发展提供了决策咨询。

　　本书在研究和编撰过程中，得到了上海市卫生和计划生育委员会、上海市食品药品监督管理局、上海市商务委员会、上海市科学技术委员会等单位的支持和帮助，在此一并表示感谢。

　　健康，越来越成为影响人民获得感、幸福感、安全感的重要因素。一个人民健康水平不断提高的社会，才是充满生机活力而又和谐有序的社会；健康，是促进人的全面发展的必然要求，是经济社会发展的基础条件，是上海基本建成"五个中心"和成为卓越的全球城市、社会主义现代化国际大都市的重要标志之一，也是广大市民的共同愿望。希望本书的研究能为上海健康领域加快形成共建共治共享大格局，促进健康与经济社会协调发展作出贡献。

上海社会科学院健康经济与城市发展研究中心

2018 年 4 月

总报告

健康上海指数报告（2018）

一、健康上海指数的研究背景

在人类文明的发展历程中，健康始终是人类发展与文明进步的首要目标。可以说，人类健康程度不仅标示着社会发展与文明进步的程度，更是对经济增长及劳动生产率和收入都有着极为重要的影响。正如经济学家詹姆斯·托宾与阿玛蒂亚·森等所指出的，健康不平等在所有经济不平等中要得到特别关注，健康是人类生活的重要条件，也是人力资本的重要组成部分。[①] 由此，健康不仅是促进人的全面发展的必然要求，也是经济社会发展的基础条件。改革开放 40 年来，随着我国经济社会的快速发展，民众的健康水平也得到了提升，人均寿命提升、婴儿死亡率明显降低，人民群众对于健康的关注和需求也日益增长。

随着我国经济社会发展进入新时代，在物质财富极大丰富的同时，健康的重要性日益凸显，已经成为重要的民生领域。2016 年 10 月，党中央、国务院颁布了《"健康中国 2030"规划纲要》，这是我国首次在国家层面提出健康领域的中长期战略规划，为未来十多年全国健康事业发展指明了方向、

3

[①] 田艳芳：《健康对中国经济不平等的影响》，中央编译出版社 2015 年版。

明确了要求；作为贯彻落实中央精神的重要举措，上海市委市政府于2017年9月发布了《"健康上海2030"规划纲要》。党的十九大报告中明确指出，"人民健康是民族昌盛和国家富强的重要标志"[1]，实施健康中国战略，在健康政策、健康服务、卫生制度和医疗服务等方面都做了明确的目标设定。

第一，城镇化、人口流动加速，需要关注居民健康。随着40年的改革开放，我国城镇化迅速发展，城市健康问题逐渐显现。中国目前城镇人口超过农村人口，并且这个趋势还将持续，预计到2025年，全国人口的70%（约9亿人）将生活在城镇中。随着城市将作为居民主要的生产生活区域，其环境优化与健康保障对居民健康的重要性日益提升。正是从这个意义上看，推进健康城市建设，就是强调通过预防来完善城市的物质和社会环境，并推动居民养成健康的生活方式。

当前城市的发展存在很多健康问题，例如水和卫生设施、伤害、精神健康、看病难看病贵等。此外，城镇化的发展也引发了新发疾病、气候变暖、人口老龄化、贫富差距加剧等新问题。从目前来看，城镇化引发的这些复杂的健康新问题，不能单靠卫生部门解决，需要多部门协同开展卫生及健康相关工作。作为卓越的全球城市，上海2016年末的常住人口数已达到2419.70万人[2]，巨量人口的集聚需要更加关注健康问题。

第二，制定"健康城市"规划更需"健康指标"配套。健康城市这一概念形成于20世纪80年代，是在"新公共卫生运动"、《渥太华宪章》[3]

---

[1] 习近平："决胜全面建成小康社会夺取新时代中国特色社会主义伟大胜利——在中国共产党第十九次全国代表大会上的报告"，人民出版社2017年版，第48页。
[2] 《上海统计年鉴（2017）》，中国统计出版社2017年版。
[3] 指1986年11月21日在加拿大渥太华召开的第一届健康促进国际会议上发表的《宪章》，以期2000年和更长时间达到人人享有卫生保健的目标。

和"人人享有健康"战略思想的基础上产生的，也是作为世界卫生组织（WHO）为面对 21 世纪城市化给人类健康带来的挑战而倡导的行动战略。1984 年，在加拿大多伦多召开的国际会议上，"健康城市"的理念首次被提出。WHO 欧洲区域办公室在 1986 年决定启动和实施区域的"健康城市项目"（Healthy Cities Project，HCP）。紧接着加拿大多伦多市，通过制定健康城市规划和相应的卫生管理法规、采取反污染措施、组织全体市民参与城市卫生建设等，取得了可喜的成效。[①] 随后，活跃的健康城市运动便从加拿大传入美国、欧洲，而后在日本、新加坡、新西兰和澳大利亚等国家掀起了热潮，逐渐形成全球各城市的国际性运动。

近年来，创建健康城市环境已经成为国际社会的共识。2016 年在上海举办的第九届全球健康促进大会上，国际市长论坛最终通过了《健康城市上海共识》。《上海共识》充分认识到健康与城市可持续发展相辅相成、密不可分，也认识到健康和福祉是联合国 2030 发展议程和可持续发展目标的核心，呼吁世界上所有的城市，不论大小、贫富，积极参与健康城市建设，为健康做出积极的政治决策，并承诺朝着共同的目标努力——建设我们能力所及的最健康城市。[②]

第三，推进"健康上海"战略目标，构建全民健康服务体系。"健康上海 2030"规划纲要明确了健康上海建设在 2020 年和 2030 年的主要目标：即到 2020 年，城市公共政策充分体现健康理念，建立与上海经济社会发展水平相适应、与城市功能定位相匹配、以市民健康为中心的整合型健康服务体系，健康基本公共服务更加优质均衡，多层次健康服务和健康保障体系进一步完

[①] 陈柳钦："健康城市建设及其发展趋势"，《中国市场》2010（33）：50—63。

[②] "健康城市上海共识"，2016，http://www.who.int/healthpromotion/conferences/9gchp/healthy-city-pledge/zh/。

善，绿色安全的健康环境基本形成，健康产业规模和质量显著提升，基本实现健康公平，居民健康水平进一步提高，成为亚洲医学中心城市、亚洲一流的健康城市。[①] 到 2030 年，将健康融入所有政策，形成比较完善的促进全民健康的服务体系、制度体系和治理体系，实现健康治理能力现代化，健康与经济社会协调发展，健康公平持续改善，人人享有高质量的健康服务和高水平的健康保障，全民健康水平大幅提高，生活质量不断提升，健康期望寿命达到全球城市的先进水平，健康产业成为城市支柱产业，率先实现可持续健康发展目标，成为具有全球影响力的健康科技创新中心和全球健康城市的典范。

党的十九大报告提出，中国特色社会主义进入新时代，我国社会主要矛盾已经转化为人民日益增长的美好生活需要和不平衡不充分的发展之间的矛盾。而健康则是人民群众最基本的保障。由此，为了落实健康中国战略的总体部署和《"健康上海 2030"规划纲要》，推进上海形成比较完善的促进全民健康的服务体系、制度体系和治理体系，提升健康期望寿命达到全球城市先进水平，推动健康产业成为城市支柱产业，成为具有全球影响力的健康科技创新中心和全球健康城市的典范，有必要通过全面合理的发展指数反应上海和各区的健康现状，为开展健康上海建设研究提供一手数据支持，本课题组开展了"健康上海指数"研究。本指标体系来源是综合多方面数据，包括统计年鉴及各有关部门的年度报告和大型问卷调查数据；指标的测量也是经过科学的方法收集及筛选而成；指标体系本身也是国内首次在超大城市层面上创立的健康评价系统，具有很强的创新和实用价值，为健康城市的评价提供标准与依据。

---

① "健康上海 2030"规划纲要，2017。

二、健康上海指数的构建思路

1. 健康上海指数的构建原则

《"健康上海2030"规划纲要》提出，到2030年，上海将形成比较完善的促进全民健康的服务体系、制度体系和治理体系，健康期望寿命达到全球城市先进水平，健康产业成为城市支柱产业，成为具有全球影响力的健康科技创新中心和全球健康城市的典范。从当前看，上海在推进健康城市建设方面取得了积极的成就，全民健康水平与健康产业发展均处于国内较高水平。但与此同时，上海也面临着市民健康素养与健康行为有待提升，健康产业有待优化，卫生健康事业有待进一步完善等挑战。能否从体制机制上推进"健康上海2030"规划，不仅关涉居民健康水平的提升，还直接体现了城市总体的治理水平，反映了城市综合竞争力。正基于此，我们构建了"健康上海指数"，指数将从健康上海的各个维度、政府推进、市民参与和社会协同、客观水平与主观感受等层面，全景展现"健康上海2030"的推进状况。

首先，在健康上海指数的指标选择上，涵盖普及健康生活、优化健康服务、完善健康保障、建设健康环境以及发展健康产业等五个维度，较为全面地展现"健康上海2030"规划所涉及的市民健康、健康服务、健康保障、健康环境以及健康产业发展等诸方面的发展水平（提升与不足），从而将规划内容更为直观地呈现出来，以便于进行年度比较与分析。

其次，在健康上海指数的指标选择上，兼顾了政府推进、市民参与和社会组织协同的原则，在展现政府推进上海健康事业、提供健康服务、改善健康保障及环境等方面进展的同时，也将呈现市民健康素养持续增强、健康行为不断规范的水平提升以及在健康上海推进实践中的社会组织协同，并由此形成健康上海实践推进过程中，各方力量共建共治共享的整体格局。

第三，在健康上海指数的指标选择上，兼顾了健康事业与产业发展的客观状况与市民的主观感受，在着力展现健康上海在健康服务、保障、环境以及产业等方面进展的基础上，进一步了解居民的主观感受，从而实现了主观与客观的有效衔接，践行了"使人民获得感、幸福感、安全感更加充实、更有保障、更可持续"的精神内涵。

2．健康上海指数的计算方法

"健康上海指数"模型遵循客观性、层次性、系统性、科学性以及可行性等原则，通过对《"健康上海2030"规划纲要》、推进上海健康城市建设三年行动计划等的分析和把握，选择能够集中体现上海健康事业产业发展、市民健康水平提升的具体指标，并围绕健康生活、健康服务、健康保障、健康环境以及健康产业等的发展状况，从客观与主观两个层面，建立了综合性的"健康上海指数"综合模型：

（1）确定各项指标的权重

权重体现了各指标间的相对重要程度。在综合指标模型中，各指标权重的确定直接体现了健康生活、健康服务、健康保障、健康环境以及健康产业等不同方面对规划整体实施的作用。在确定这一模型中相关指标的权重时，本报告在参考相关研究的基础上，采用专家意见法确定各级指标的权重。

（2）将指标数据无量纲化

综合模型中各个指标的数据的量纲不同，综合评价时不能简单地进行相加，必须首先进行无量纲化处理，才能进行综合评价。进行无量纲化处理的公式为：

$$A \text{ 无量纲值} = A_i / A_0$$

其中，A 无量纲值为某一指标的无量纲数值；Ai 为指标的实际数值；A0 为该指标的基期数值。

（3）综合分析形成指数

在获得数据并进行无量纲处理的基础上，用加权求和的方法进行指标的综合处理。综合处理的结果，得出当年的"健康上海指数"。用该指数既可以反映出"健康上海 2030"规划实施的总体绩效，展现当前上海健康城市建设的现实水平，同时也可以对模型内不同维度的项目进行深入分析。综合处理的计算公式如下：

$$健康上海指数 = \left(\sum 权重 \times 无量纲数值 \right) \times 100$$

（4）分析研究评价结果

本研究提出的"健康上海指数"，该指数可以综合地、动态地反映上海健康事业产业与市民健康的整体水平，同时也可以对指数中的健康上海各维度等一级指标，以及在这些一级指标项下的二级指标分别进行指数化，从中找出在贯彻落实《"健康上海 2030"规划》过程中存在着的现实问题，并由此为推进上海健康城市建设、推动健康事业产业发展以及提升市民健康生活水平提出有针对性的建议。

3．健康上海核心指标的构成

根据前文的构建原则，结合《"健康上海 2030"规划纲要》，健康上海指数模型包括健康水平、普及健康生活、优化健康服务、完善健康保障、建设健康环境和发展健康产业六个一级指标。其中，健康水平用来评估整体发展水平，后 5 个维度用以评估综合发展状况。

在健康水平指标中，分别包括一个二级客观指标和一个二级主观指标；

评估上海健康综合发展状况的 5 个维度则分别包括三个二级指标。普及健康生活包括健康教育、健康文化和健康行为；优化健康服务包括公共卫生、健康管理、医疗服务；完善健康保障包括制度保障、医疗健康和药品保障；建设健康环境包括居住环境、食药健康和公共安全；发展健康产业包括健康服务业、健康休闲运动、生物医药（请参见表 1）。每个二级指标又分别两个三级客观指标和一个三级主观指标（生物医药除外，三项三级指标均为客观指标）。考虑到指数体现的是正向发展的概念，为此将所有负向指标进行了反向计算，具体的负向指标包括中小学生肥胖率、传染病死亡率、医疗服务问题发生率、工伤认定数、安全事故五项三级指标。

客观指标均来自政府相关部门公布数据，其中最主要的数据来源为《上海统计年鉴》；主观指标则来自上海社会科学院社会学所每年年初开展的上海民生民意调查。

表 1　健康上海三级核心指标构成

一级指标	二级指标	数据来源	三级指标	数据来源
健康水平	客观	政府	人均预期寿命	上海统计年鉴
	主观	市民	身心健康信心度	社会调查
普及健康生活	健康教育	政府	参加健康自我管理小组人数	上海统计年鉴
			健康素养水平	上海统计年鉴
		市民	垃圾分类情况	社会调查
	健康文化	政府	体育健身社会组织数量	《上海市全民健身发展公告》
			人均健身场地面积	上海统计年鉴
		市民	文化休闲时间	社会调查
	健康行为	政府	中小学生肥胖率	上海统计年鉴
			经常参加体育锻炼人数比例	《上海市全民健身发展公告》
		市民	参与体育锻炼的时间	社会调查

一级指标	二级指标	数据来源	三级指标	数据来源
优化健康服务	公共卫生	政府	传染病死亡率	上海统计年鉴
		政府	定点医疗机构数	上海统计年鉴
		市民	对流行病防治工作的评价	社会调查
	健康管理	政府	老年医疗护理床位数	上海统计年鉴
		政府	残疾人康复服务的覆盖率	上海统计年鉴
		市民	15分钟基本医疗卫生服务圈比率	社会调查
	医疗服务	政府	人均卫生费用	上海统计年鉴
		政府	基层医疗卫生机构从业人数	上海统计年鉴
		市民	医疗服务问题发生率	社会调查
完善健康保障	制度保障	政府	社会保障标准	上海统计年鉴
		政府	城镇职工医疗保险参保人数	上海统计年鉴
		市民	医疗保障制度满意度	社会调查
	医疗健康	政府	人均医疗保健支出	上海统计年鉴
		政府	医疗救助金	上海统计年鉴
		市民	健康商业医疗保险购买率	社会调查
	药品保障	政府	医保药品品种	上海统计年鉴
		政府	医保定点药店	上海统计年鉴
		市民	药品价格合理比率	社会调查
建设健康环境	居住环境	政府	空气质量优良天数比率	上海统计年鉴
		政府	建成区绿化覆盖率	上海统计年鉴
		市民	生态环境安全感	社会调查
	食药健康	政府	主要食品安全总体风险监测合格率	上海统计年鉴
		政府	药品质量抽检总体合格率	上海统计年鉴
		市民	食品药品安全感	社会调查
	公共安全	政府	工伤认定数	上海统计年鉴
		政府	安全事故	上海统计年鉴
		市民	社会公共安全感	社会调查

（续表）

一级指标	二级指标	数据来源	三级指标	数据来源
发展健康产业	健康服务业	政府	健康服务业增加值	上海统计年鉴
			占 GDP 比重	上海统计年鉴
		市民	健康保健的支出	社会调查
	健康休闲运动	政府	体育产业增加值	上海统计年鉴
			占 GDP 比重	上海统计年鉴
		市民	去健身场所的频率	社会调查
	生物医药	政府	生物医药工业销售	上海统计年鉴
			医药商品销售总额	上海市医药商业协会
			生物医药制造业新产品销售收入	上海统计年鉴

三、健康上海指数的分布与比较

1. 健康上海指数的总体发展情况

考虑到上海总体健康水平较高，指数计算的基础数据较高[①]，本指数聚焦于客观地、科学地反映上海健康的未来发展趋势，为此将健康水平指数和健康综合指数进行了分离。计算结果表明，上海健康水平指数为 99.36，上海健康综合指数为 109.58。从中可以看出，上海健康状况总体呈现平衡发展的态势。

健康综合指数一级指标比较结果表明，各维度呈现出不均衡发展现象。

[①] 根据上海卫计委公布的数据，2015 年上海市民的平均期望寿命达到 82.75 岁（其中女性达到 85.09 岁，男性 80.47 岁，女性首次突破 85 岁），常住人口孕产妇死亡率 6.66 / 10 万，常住人口婴儿死亡率 4.58‰。这三大健康指标是衡量一个国家和地区卫生与健康水平的最主要标准，数据表明，随着经济社会发展水平的进步、公共卫生建设的加强、卫生工作预防为主策略的实施、医疗服务的改善和市民健康素养的提升，上海市民健康已连续 12 年保持世界发达国家和地区的先进水平。具体参见：上海卫计委网站 http://www.wsjsw.gov.cn/wsj/n422/n424/u1ai136939.html。

五个一级指标分布情况为：普及健康生活为121.20，优化健康服务为92.66，完善健康保障为120.32，建设健康环境为100.91，发展健康产业为112.83（见图1）。从中可以看出，五个一级指标的发展速度也呈现出不均衡性，其中普及健康生活指数和完善健康保障指数最高，其次为发展健康产业指数和建设健康环境指数，优化健康服务指数相对最低。这表明，2016年上海市在普及健康生活和完善健康保障方面的投入和关注较多，但在优化健康服务方面还需要有更大力度的精力投入；同时，健康产业作为上海的新兴产业，也得到较好的发展。

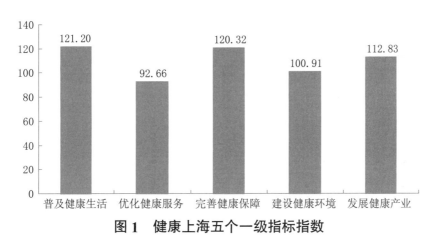

图1 健康上海五个一级指标指数

从主观指数和客观指数的分布情况来看，客观指标相对稳定，但主观指数差异性较大。总体上，主观指数（114.83）明显高于客观指数（106.94）。具体来看，客观指数从高到低依次为发展健康产业（113.00）、完善健康保障（111.60）、普及健康生活（104.78）、优化健康服务（102.34）和建设健康环境（102.96）；主观指数从高到低依次为普及健康生活（154.04）、完善健康保障（137.77）、发展健康产业（112.22）、建设健康环境（96.81）和优化健康服务（73.29）（见表2）。从中可以看出，客观指数的分布较为均衡，最高者（发展健康产业）与最低者（建设健康环境）相差仅为10；但主观指数之间的变异度较大，最高者（普及健康生活）几乎是最低者（优化健康服务）的两倍；其中完善健康保障、优化健康服务和建设健康环境的主客观排序一致性较高。

表 2 主客观指数的对比情况

二级维度	客观指数		主观指数	
	指数	排序	指数	排序
普及健康生活	104.78	3	154.04	1
优化健康服务	102.34	4	73.29	5
完善健康保障	111.60	2	137.77	2
建设健康环境	102.96	5	96.81	4
发展健康产业	113.00	1	112.22	3
合　计	106.94		114.83	

2. 健康上海五大评估维度的分布与比较

从具体维度来看，在普及健康生活维度中，健康教育指数最高（166.20），其次为健康行为（105.41），最后为健康文化（91.98），这表明要提升上海的普及健康生活指数，需要以转变人们的健康观念，提倡健康文化为重点。

在优化健康服务维度中，医疗服务指数（97.92）最高，其次为公共卫生指数（97.58），最后为健康管理指数（82.47），这表明要上海急需提升优化健康服务，其中可重点从健康管理方面入手。

在完善健康保障维度中，医疗健康指数最高（150.61），其次为制度保障指数（106.65），最后为药品保障指数（103.71），这表明要提升上海的完善健康保障指数，需要继续加强制度保障工作和药品保障工作。

在建设健康环境维度中，公共安全指数最高（103.71），其次为食药健康指数（100.73），最后为居住环境指数（98.29），这表明上海建设健康环境指数发展比较均衡。

在发展健康产业维度中，健康服务业指数最高（116.45），其次为生物医药指数（114.26），最后为健康休闲运动指数（107.77），这表明上海健康产业的发展总情况比较良好，均保持着增长趋势。

从15个二级指标指数值的比较来看，各指数之间尚存在发展不够均衡的情况（见表3）。从指数分布来看，发展指数位于前三位的分别为健康教育（166.20）、医疗健康（150.61）和健康服务业（116.45），位于后三位的分别为健康管理（82.47）、健康文化（91.98）和公共卫生（97.58）。最高指数值（健康教育）达到最低指数值（健康管理）的2.01倍。为此，要提升上海整体健康水平，也需要各方面均衡发展，尤其需要关注那些发展较慢，甚至有所下降的方面（具体情况可参见核心指标的具体分布情况）。

需要指出的是，在同一评估维度当中，不同指标之间也出现了发展较不平衡的现象，主要体现在普及健康生活和完善健康保障两个维度中。在普及健康生活维度中，健康教育指数（166.20）明显高于健康行为指数（105.41）和健康文化指数（91.98），这表明，关注健康生活普及、重视健康教育宣传，是一项需要长期坚持的工作，因为健康文化和健康行为的改善可能需要相当长的时间积累。在完善健康保障维度，医疗健康指数最高（150.61），远高于制度保障（106.65）和药品保障（103.71）。这表明，目前上海在医疗健康方面的工作与努力的成效比较明显，而完善医疗制度和加大药品保障的工作难度可能相当艰巨。

表3 二级评估维度分布情况

一级指标	二级指标	发展指数	排序
普及健康生活	健康教育	166.20	1
	健康文化	91.98	14
	健康行为	105.41	7
优化健康服务	公共卫生	97.58	13
	健康管理	82.47	15
	医疗服务	97.92	12
完善健康保障	制度保障	106.65	6
	医疗健康	150.61	2
	药品保障	103.71	8
建设健康环境	居住环境	98.29	11
	食药健康	100.73	10
	公共安全	103.71	9
发展健康产业	健康服务业	116.45	3
	健康休闲运动	107.77	5
	生物医药	114.26	4

3. 健康上海核心指标的分布与比较

从表4中可以具体看到健康上海三级核心指标的分布与排序情况。从健康水平来看，客观指标（人均预期寿命）指数值为100.52，主观指标（身心健康信心度）指数值为98.19，尽管前者高于后者，但差异并不大。这表明，不但上海的客观健康水平较高，而且市民也对保持健康状态较有信心。

在健康教育维度中，市民反映的垃圾分类情况改善非常好，指数值达到了272.31；参加健康自我管理小组人数的增加幅度较大，指数值达到125.71；健康素养水平的发展也保持稳中有升（100.59）。这表明，上海的健康教育工作有较好的成效。

在健康文化维度中，人均健身场地面积略有增加（101.12），体育健身社会组织数量需要继续加强（99.82），市民需要具有文化休闲时间的意识（75.00）。这表明，健康文化的发展，需要以转变市民自身的健康文化理念为重点。

在健康行为维度中，市民参与体育锻炼的时间有较大幅度的增加（114.81），经常参加体育锻炼人数比例也有所增加（103.43），但是中小学生肥胖率也有所增加（97.98）。这表明，健康行为不能仅停留于锻炼形式上，也应该注意锻炼质量。

在公共卫生维度中，定点医疗机构数有所增加（102.99），传染病死亡率也有所增加（92.86），市民对流行病防治工作的评价（96.89）有待提高。这表明，人口流动对作为特大型城市的上海提出了更高的要求。

在健康管理维度中，尽管残疾人康复服务的覆盖率（100.61）略有增长，但老年医疗护理床位数（99.98）还需要继续增加，而市民15分钟基本医疗卫生服务圈比率（46.81）更需要重视①。这表明，为市民，尤其是为居住于新兴聚居区域的市民，提供更为均衡的、便捷的医疗卫生服务，将是未来上海健康管理工作的重点。

在医疗服务维度中，人均卫生费用（114.51）有较大增长幅度，基层医疗卫生机构从业人数（103.06）略有增长，但医疗服务问题发生率（76.18）却有较为明显的上升。这表明，医疗服务的提升不仅需要从客观条件入手，也需要重视医疗服务问题的化解与应对。

在制度保障维度中，城镇职工医疗保险参保人数（112.51）增长较为明显，社会保障标准（106.60）继续增加，同时市民对医疗保障制度满意度（100.83）也呈现出稳步发展趋势。

---

① 15分钟基本医疗卫生服务圈比率下降，可能与居住成本不断高涨，市民的居住地不断远离中心市区有关。

　　在医疗健康维度中，市民的健康商业医疗保险购买率（201.95）增加非常快，医疗救助金（129.96）的增长趋势明显，人均医疗保健支出（119.92）也有较大幅度的增加。从中可以看出，医疗健康的整体发展趋势非常好。

　　在药品保障维度中，药品价格合理比率（110.53）增加较多，医保药品品种（100.87）略有增加，但医保定点药店（99.72）需要继续增加。这表明，未来的上海药品保障工作还需要考虑增加医保定点药店，以满足民众的药品需要。

　　在居住环境维度中，空气质量优良天数比率（100.53）和建成区绿化覆盖率（100.78）基本与前一年持平；但市民的生态环境安全感（93.56）还有待提升，可能是因为市民的居住环境意识更强，对环境质量的要求更高了。

　　在食药健康维度中，主要食品安全总体风险监测合格率（100.31）、药品质量抽检总体合格率（100.41）和市民食品药品安全感（101.47）基本上保持了相同的发展趋势。这表明在食药健康方面，市民的感受与政府的工作有较高的一致性。

　　在公共安全维度中，尽管工伤认定数（107.41）和安全事故数（108.31）均有所下降，表明社会公共安全的客观环境有所改善，但市民主观社会公共安全感（95.40）还有待提升，这可能与市民不断增加的风险意识有关。

　　在健康服务业维度中，市民的健康保健的支出（128.20）增长较快，这直接导致上海健康服务业增加值（116.79）和占 GDP 比重（104.35）也有较大提升。从中可以看出，未来上海的健康服务业有较大发展潜力。

　　在健康休闲运动维度中，体育产业增加值（119.94）和占 GDP 比重（107.14）均有较大增长趋势，同时需要更多地鼓励和促进市民真正地走出家门，享用公共健身场所（96.24）。

　　最后，在生物医药维度中，生物医药制造业新产品销售收入（123.97）

的增长最快，其次为医药商品销售总额（113.81），最后为生物医药工业销售（105.01），这说明，上海的生物医药业保持了良好的发展势头。

表4　健康上海三级核心指标分布情况

一级指标	二级指标	数据来源	三级指标	指数转换	排序
健康水平	客观	政府	人均预期寿命	100.52	32
	主观	市民	身心健康信心度	98.19	38
普及健康生活	健康教育	政府	参加健康自我管理小组人数	125.71	5
			健康素养水平	100.59	30
		市民	垃圾分类情况	272.31	1
	健康文化	政府	体育健身社会组织数量	99.82	36
			人均健身场地面积	101.12	25
		市民	文化休闲时间	75.00	46
	健康行为	政府	中小学生肥胖率①	97.98	39
			经常参加体育锻炼人数比例	103.43	21
		市民	参与体育锻炼的时间	114.81	10
优化健康服务	公共卫生	政府	传染病死亡率②	92.86	44
			定点医疗机构数③	102.99	23
		市民	对流行病防治工作的评价	96.89	40
	健康管理	政府	老年医疗护理床位数	99.98	35
			残疾人康复服务的覆盖率	100.61	29
		市民	15分钟基本医疗卫生服务圈比率	46.81	47
	医疗服务	政府	人均卫生费用④	114.51	11
			基层医疗卫生机构从业人数	103.06	22
		市民	医疗服务问题发生率⑤	76.18	45

① 中小学生肥胖率，反向指标，由于缺损2016年数据，替代为2015年数据除以2014年数据，取倒数。
② 传染病死亡率，反向指标，用2016年数据除以2015年数据，取倒数。
③ 定点医疗机构数，由于缺损2015数据，替代为2017年数据除以2016年数据。
④ 人均卫生费用，由于缺损2016年数据，替代为2015年数据除以2014年数据。
⑤ 医疗服务问题发生率，为反向指标，用2016年数据除以2015年数据，取倒数。

（续表）

一级指标	二级指标	数据来源	三级指标	指数转换	排序
完善健康保障	制度保障	政府	社会保障标准	106.60	18
		政府	城镇职工医疗保险参保人数	112.51	13
		市民	医疗保障制度满意度 ①	100.83	27
	医疗健康	政府	人均医疗保健支出	119.92	8
		政府	医疗救助金	129.96	3
		市民	健康商业医疗保险购买率	201.95	2
	药品保障	政府	医保药品品种 ②	100.87	26
		政府	医保定点药店	99.72	37
		市民	药品价格合理比率 ③	110.53	14
建设健康环境	居住环境	政府	空气质量优良天数比率	100.53	31
		政府	建成区绿化覆盖率	100.78	28
		市民	生态环境安全感	93.56	43
	食药健康	政府	主要食品安全总体风险监测合格率	100.31	34
		政府	药品质量抽检总体合格率	100.41	33
		市民	食品药品安全感	101.47	24
	公共安全	政府	工伤认定数 ④	107.41	16
		政府	安全事故数 ⑤	108.31	15
		市民	社会公共安全感	95.40	42

---

① 医疗保障制度满意度，由于缺损 2015 年数据，替代为 2017 年数据除以 2016 年数据。

② 医保药品品种，由于缺损 2015 年和 2016 年数据，替代为 2017 年数据除以 2014 年数据，将其变化值除以 3。

③ 药品价格合理比率，由于缺损 2015 年数据，替代为 2017 年数据除以 2016 年数据。

④ 工伤认定数，为反向指标，用 2016 年数据除以 2015 年数据，取倒数。

⑤ 安全事故数，为反向指标，用 2016 年数据除以 2015 年数据，取倒数。

（续表）

一级指标	二级指标	数据来源	三级指标	指数转换	排序
发展健康产业	健康服务业	政府	健康服务业增加值 ①	116.79	9
			占 GDP 比重	104.35	20
		市民	健康保健的支出	128.20	4
	健康休闲运动	政府	体育产业增加值	119.94	7
			占 GDP 比重	107.14	17
		市民	去健身场所的频率	96.24	41
	生物医药	政府	生物医药工业销售	105.01	19
			医药商品销售总额	113.81	12
			生物医药制造业新产品销售收入	123.97	6

从三级核心指标的排序来看，位于前五位的依次为垃圾分类情况（272.31）、健康商业医疗保险购买率（201.95）、医疗救助金（129.96）、健康保健的支出（128.20）、参加健康自我管理小组人数（125.71），后五位的依次为 15 分钟基本医疗卫生服务圈比率（46.81）、文化休闲时间（75.00）、医疗服务问题发生率（76.18）、传染病死亡率（92.86）、生态环境安全感（93.56）。从中可以看出，在上海市民主体健康意识有明显增长（如垃圾分类情况有明显改善、商业保险的意识增强等）的同时，他们对上海的健康工作也提出了更高的要求（如 15 分钟基本医疗卫生服务圈的建设、医疗服务问题的发生等）。

四、健康上海指数的政策意义

作为民族昌盛与国家富强的重要标志，人民健康在国家发展与社会进

---

① 健康服务业增加值，由于缺损 2015 年数据，替代为 2017 年数据除以 2016 年数据。

步中具有极为重要的标志意义。党的十九大报告提出要推进健康中国战略，进一步完善国民健康政策，深化医药卫生体制改革，健全药品供应保障制度，实施食品安全战略以及发展健康产业，这就为今后我国健康事业与产业发展提供了理论指引。上海在全国最早提出健康城市建设，2003 年以来连续开展五轮健康城市建设三年行动计划。上海市民主要健康指标已连续十多年处于世界发达国家和地区水平。同时，上海也面临人口深度老龄化和高度国际化，以及疾病谱、生态环境、生活方式不断变化的挑战。正是在这一背景下，《"健康上海 2030" 规划》将人民健康放在优先发展的战略地位，着力推进健康上海建设。而健康上海指数的构建，正是为了贯彻落实中央精神，推进《"健康上海 2030" 规划》的实施，指数不仅具有监测发展进程、发现 "短板" 问题的现实意义，同时还具有推进上海健康城市研究的理论价值。具体而言，其理论价值和政策意义主要体现在以下三方面：

1. 全景展现上海健康发展水平

健康上海指数模型的构建与分析，将能够呈现涉及市民健康各方面因素，全景展现上海健康发展水平。健康城市的建设，其终极目标是人民健康，市民的健康素养与健康水平是健康领域各项工作的集中体现。正是从这个意义上看，健康上海指数提供了一个直观呈现上海市民的健康水平的路径。指数围绕上海市民的健康生活而展开，不仅关注人本身的健康素养和健康行为，而且将健康服务与保障以及更为广泛的健康环境相联系，较为清晰地展现了影响市民健康的经济社会诸因素及其影响作用的方式与路径。从这个意义上讲，健康上海指数为深化相关的研究提供了综合性的思路。

2．监测追踪上海健康事业产业发展

同时，健康上海指数的构建与分析，将能够对把握上海健康事业与产业的发展现状，发现其中存在着的"短板"并由此提出协同发展的路径提供有针对性的思路。在推动市民健康与健康事业发展进程中，政府发挥着主导作用，而在健康产业发展过程中，市场与企业的提升将能够提供更先进更好的健康服务与产品，如何协同健康事业与产业的发展并使之形成互补，将直接影响到市民健康水平的提升。如前文分析所述，上海在健康服务、健康保障以及健康产业发展等方面处于较高水平，显示出政府主导与市场参与，健康事业与产业协同发展的格局正在形成过程中。正是从这个意义上讲，健康上海指数将有可能为构建新时代健康领域内政府与市场协同的可能方式与路径进行探索。

3．促成健康领域共建共治共享大格局

健康上海指数的构建与分析，将能够展现不同主体参与健康发展的实践状况，推动健康领域政府、企业、市民及社会组织共同参与、共同治理与共同发展格局的形成。人民健康水平的提升，不仅仅来自市民健康素养和健康行为的提升与政府健康事业的推进，还来自健康产业的快速发展以及社会组织的协同，并由此形成健康领域社会共治的格局。正如在前文健康指数分析中，相较于健康服务、健康保障等方面的不断完善，健康环境的打造尚有不足，而其中症结在很大程度上体现为目前健康类社会组织的培育发展以及社会协同作用的发挥。由此，上海在今后进一步完善政府主导的健康服务及保障的同时，还必须着力加强社会组织的培育和作用发挥。通过对指标数据的测量与综合分析，健康上海指数将有可能为健康发展大格局的形成提供了有益的探索。

报告来源：上海社科院健康经济与城市发展研究中心重点课题。

课题负责人：杨雄，研究员，上海社科院社会学研究所所长。

课题组成员：雷开春，研究员，上海社科院社会学研究所。

张虎祥，博士，上海社科院社会学研究所。

梁海祥，博士，上海社科院社会学研究所。

分报告

上海居民健康自我管理活动调查

2016 年，上海卫生计生委与上海社会科学院联合对上海街道社区广泛进行的"居民健康自我管理活动"的现状进行了相关调查。"居民健康自我管理活动"是上海卫生和计划生育委员会自 2008 年起创立并逐年推进发展的上海居民自我管理的群众性活动。近年来"居民健康自我管理活动"的小组和参加人数不断增加，活动内容也日益丰富，并得到了世界卫生组织的高度评价。"居民健康自我管理活动"正成为建设上海健康城市的重要内容。

本调查由两部分组成，一是召开多次座谈会，对象是参加此项活动的上海居民和帮助促进此项活动推进的有关街道、居（村）委会工作人员及社区医生。另一部分是进行有关的问卷调查，通过发放问卷了解有关情况。调查过程与具体结论详细叙述如下：

一、调查设计、过程与样本特点

根据上海市卫生计生委提供的 2015 年全年"健康自我管理活动"的数量和分布进行抽样，上海全市有"健康自我管理活动"小组 10055 个，调查采取等距抽样方式，计划样本 2500 个，为保证有效数量，本次抽样总量扩展到 3000 个。最后共获得有效问卷 2891 份，并在此基础上进行数据分析。

27

在上海市卫生计生委的组织下，召开了四场专题座谈会，其中三场是活动小组成员座谈会，一场是社区管理人员和社区医生座谈会，同时还通过电话等方式与一些社区管理干部和有关工作人员进行了通话交谈以了解情况，并根据座谈会录音整理出了座谈会纪要。

获得的样本分布状况达到了设计标准，即本次抽样的整体分布达到了设计要求。2891个样本分布在上海的200个街镇社区和596个居（村）委会，几乎覆盖了上海的全部街镇乡社区[①]。因此本次样本具有较好的代表性。

在全部被调查者中，男性共32.1%，女性67.9%。平均年龄为59.34岁，男性平均年龄60.89岁，最大年龄为90岁；女性平均年龄为58.60岁，最大年龄为91岁。鉴于此项活动是在社区展开的健康保健活动，以老年人为主的特征非常明显，60年代以前出生人员达到81.1%。

从现有的抽样结果看，参加此项活动的人文化程度相对较低，高中以下学历的比例高达80.3%，大学本科以上比例的仅占6.7%。当然由于年龄的不同，文化程度的分布不同，在"80后"出生的样本中，大学本科以上学历的占到51.7%，远远高于70年代以前出生的3.4%。

鉴于以上样本总体的特征，已婚的比例为90.7%，丧偶的比例为5.9%，未婚的比例为2.9%。

在调查对象中，有71.4%以上的人无职业，从事全日制工作的为25%，临时和非全日制工作的比例为4.7%，在无业群体中，离退休人员的比例高达67.0%，其余为下岗失业人员。因此，参加"健康自我管理活动"的主体是离退休和下岗失业人员。

---

① 2014年上海民政局统计结果：上海共有206个街镇、5634个居（村）委会。

参加"健康自我管理活动"的人员中约三分之一的人是中共党员。其余为普通群众。

参加"健康自我管理活动"的多为当地户籍居民，比例为62.3%，其余为人户分离的居民，即其的户籍所在地不在参加"健康自我管理活动"的地区。从家庭规模上看，核心家庭是重要形态，两代人共同居住的比例高达67.2%，三代人居住在一起的比例为30.3%，家庭人员的均值为3.46人。

调查显示，参加此项的活动的被调查者大都患有不同的疾病，其中高血压、糖尿病和心血管疾病的人比例最高，有33.9%的人同时患有不同的疾病。

表1 上海居民健康自我管理活动调查样本健康状况（多选题）

	人数（人）	百分比（%）	个案百分比（%）
高血压	1717	56.65	75.87
糖尿病	323	10.66	14.27
心血管形态疾病	311	10.26	13.74
消化系统疾病	240	7.92	10.61
内分泌系统疾病	82	2.7	3.63
呼吸系统疾病	146	4.82	6.45
肝胆系统疾病	125	4.12	5.52
泌尿系统疾病	49	1.62	2.17
腰椎颈椎疾病	7	0.23	0.31
肾　病	3	0.10	0.13
关节炎	8	0.26	0.35
骨科类疾病	6	0.20	0.27
其　他	14	0.46	0.62
总计人数	3031	100.00	133.94

在被调查者中，有 56.7% 的人需要定期服药，不定期和定期服药的比例达到 78.5%。由此可以断定，参加"健康自我管理活动"的人员具有比较明确目的。

表 2　上海健康自我管理活动调查样本服药状况

	样本数（个）	百分比（%）	有效百分比（%）	累积百分比（%）
是	1640	56.7	58.3	58.3
觉得不舒服了就服药	278	9.6	9.9	68.1
很少服药	291	10.1	10.3	78.5
不服药	606	21.0	21.5	100.0
合　计	2815	97.4	100.0	
缺失值	76	2.6		
合　计	2891	100.0		

现在依然吸烟的比例为 10.1%，是一个比较低的比例，过去吸烟现在已经戒掉的比例为 8.8%，大多数人（75.8%）不吸烟。这个活动对禁烟有积极意义。

表 3　上海居民健康自我管理活动调查样本吸烟状况

	样本数	百分比（%）	有效百分比（%）	累积百分比（%）
现在依然吸烟	288	10.0	10.1	10.1
过去吸烟，现在戒了	252	8.7	8.8	18.9
从来不吸烟	2167	75.0	75.8	94.7
偶尔吸烟	152	5.3	5.3	100.0
合　计	2859	98.9	100.0	
缺失值	32	1.1		
合　计	2891	100.0		

样本统计结果可以得出这样的结论，虽然参加此活动的在职或年轻人有一定的比例，目前参加"健康自我管理活动"是一个以离退休非在职人员、老年人较多、文化程度较低、当地居民为主的人群，其个体大都具有不同的疾病并需要定期服药。

从统计特征中可以看出，样本大致可以分为两个不同的群体，一个是退休在家的老年群体，文化程度较低且慢性病者较多。二是中青年群体，中年人居多，大多数有工作，文化程度较高，其中一半以上具有大专以上文化学历。由于以上的差异，参加"健康自我管理活动"的方式、了解程度和有关的研究各有不同。因此，以下分析主要根据这两个群体进行展开。

根据这样的分类结果，一共有2854名被调查者入选，其中出生于1969年以前的人数为2513人，占总数的87.2%，出生于1970年以后的人为341人，占总体比例的11.9%。虽然后者的人数较少，但是人数超过300个，是一个总量上达到分析规模的群体。

二、参加居民健康自我管理活动状况分析

（一）参加"健康自我管理活动"动机及意愿分析

统计显示，91%的居民自2008年起参加"健康自我管理活动"，此前上海的一些居（村）委会曾建立了高血压疾病自我管理小组，后在这个基础上开展了"健康自我管理活动"。当时中国卫生部对这一形式高度重视，2008年6月派专家组来沪实地调研本市健康自我管理小组的工作，认为本市高血压自我管理小组的建立着眼于我国居民的主要健康问题，组织技术路线简单，易于操作，效果明确，推广成本较低，具有可推广性。2008年11月，世界卫生组织驻华代表一行专程考察上海市社区健康自我管理小组

工作，认为健康自我管理小组是健康城市建设中一个非常成功的项目，社区居民在爱国卫生运动委员会、基层政府的组织和社区医生指导下开展小组活动、学习健康知识和自我管理技能，有助于改善生活方式，提高健康素养，值得推广。从有关资料上看，最近五年参加此项活动的人数增加较快，增加了62.3%，其中57.6%的人是在2012—2014年间进入的。这表明，推广开展多年的健康自我管理活动得到了居民认可。尤其值得注意的是，在最近几年中，尤其自2013年以后，中青年的比例增加较快，增长速度超过老年人群。这表明此项活动已经获得越来越多社会中青壮年人员的关注。这是一个非常积极的信号，这表明，学习健康知识和健康自我管理技能正成为全体居民的愿望与活动。

由于年龄的关系，在时间分配上，老年群体的参加方式与中青年有所不同，中青年群体很明显的是参加符合自己需要的活动，在空闲时参加的比例较高，而老年群体中则往往一项不落。中青年群体由于工作和时间的关系在方式上显得更灵活，更具有选择性。

表4　中青年和老年人群参加活动的方式差别

		年龄分组		合　计
		老年群体	中青年群体	
每次都去	人数	1232	109	1341
	%	48.95	32.34	46.99
大部分都去	人数	997	141	1138
	%	39.61	41.84	39.87
有感兴趣的内容就去	人数	120	40	160
	%	4.77	11.87	5.61
有空才去	人数	120	36	156
	%	4.77	10.68	5.47

（续表）

		年龄分组		合　计
		老年群体	中青年群体	
偶尔去	人数	42	11	53
	%	1.67	3.26	1.86
基本不去	人数	6	0	6
	%	0.24	0.00	0.21
合计	人数	2517	337	2854
	%	100	100	100

另外，中青年群体也显示出了更高的自主性，自愿参加的程度比较明显地高于老年群体，而老年群体因为居委会干部或社区活动小招募而参加此活动的比例都显得比中青年群体高。这显示出从 2013 年左右，参加这个活动的中青年群体具有明显的自觉性。

表 5　中青年和老年人群参加活动的原因分析

		年龄分组		合　计
		老年群体	中青年群体	
自愿参加	人数	1457	221	1678
	%	58.14	65.58	59.02
邻居朋友介绍	人数	193	26	219
	%	7.70	7.72	7.70
居委会干部请求	人数	292	35	327
	%	11.65	10.39	11.50
社区活动小组招募	人数	554	54	608
	%	22.11	16.02	21.39
其他	人数	10	1	11
	%	0.40	0.30	0.39
合计	人数	2506	337	2843
	%	100.00	100.00	100.00

在参加活动的目的上，由于老年群体年龄、身体特点，显得更为实际与功利，如血压定期检查与疾病预防，而中青年群体是疾病预防和生活保健。由于时间和工作的关系，较受欢迎的社区医生讲课项目在青壮年群体中的排位稍后。老年群体重治病和防病，而中青年群体则重预防。

表6　最吸引中青年和老年人群参加活动的原因分析

老年群体				中青年群体		
	均值	人数	标准差		均值	人数	标准差
测量血压定期检查	4.46	2433	.726	获取疾病预防方法	4.30	335	.681
获取疾病预防方法	4.38	2449	.682	学习生活保健方法	4.29	333	.709
学习生活保健方法	4.36	2458	.695	了解疾病治疗方法	4.25	330	.740
听取社区医生讲座	4.34	2463	.734	进行各种健身活动	4.23	333	.805
了解疾病治疗方法	4.34	2433	.707	如何正确服药调理	4.16	329	.843
如何正确服药调理	4.27	2423	.760	测量血压定期检查	4.14	322	.922
进行各种健身活动	4.24	2429	.777	听取社区医生讲座	4.13	330	.851
交流养生治病经验	4.24	2411	.778	交流养生治病经验	4.08	329	.868
与老朋友会面交际	4.16	2387	.805	与老朋友会面交际	3.92	320	.955
其　他	3.95	96	.899	其　他	3.71	21	.902

　　两个不同年龄的群体中，虽然参加此项活动获得的成效排序大致相同，但也有一定的差异，如老年群体觉得参加活动后对日常生活有较大的影响，如控油控盐，而中青年群体更关注饮食营养的合理性，又如老年人对邻里关系和按时服药等评价较高，但这两个方面在中青年群体中的排序稍后，青壮年群体更关心的是如何在活动中获得更好的生活方式。由于两个不同群体年龄和社会特点的不同，对同样的活动中的获益评价也不同。这充分显示，在未来进一步推进此项活动中，如何有针对性地根据不同社会群体的实际需要开展活动项目是决定性重要因素。

表 7 　中青年和老年人群参加活动后获益得分评价（5 分制）

老年群体			中青年群体		
均值	人数	标准差	均值	人数	标准差
身体健康心情愉快　4.50	2459	.621	身体健康心情愉快　4.45	334	.699
日常烹调控油控盐　4.47	2476	.626	注意营养饮食合理　4.42	333	.697
家庭生活更加健康　4.45	2418	.641	家庭生活更加健康　4.40	330	.700
注意营养饮食合理　4.41	2457	.654	饮食起居更有规律　4.40	334	.706
饮食起居更有规律　4.39	2436	.667	日常烹调控油控盐　4.37	335	.714
邻里关系更加和谐　4.36	2411	.670	及时获得专业指导　4.30	329	.751
能够按时按量服药　4.35	2430	.699	集体锻炼行为规律　4.27	327	.768
及时获得专业指导　4.30	2418	.698	邻里关系更加和谐　4.26	329	.774
戒烟少酒自我控制　4.29	2354	.747	戒烟少酒自我控制　4.20	325	.812
集体锻炼行为规律　4.28	2403	.730	相互监督相互学习　4.10	328	.802
疾病得到控制稳定　4.26	2414	.728	疾病得到控制稳定　4.09	329	.815
相互监督相互学习　4.17	2404	.748	能够按时按量服药　4.04	326	.836
其　他　4.08	129	.767	其　他　4.18	22	1.140

调查中有 91.8% 的人表示会向家庭成员介绍活动的情况和获得的各种知识，有 83.9% 的人会向朋友介绍有关情况，有 76.4% 的人会向邻居介绍有关收获，有 67.7% 的人表示会同身边的其他人分享健康知识，两个不同年龄组的人群在这些方面基本一致。以上的高比例显示，此活动是一个通过口口相传而得以扩散的活动，明显的实际效果和以身说法的宣传，使多人自觉自愿地主动加入，这与调查中得出的大多数人出自自愿的统计结果相符。

在社区中参加"健康自我管理活动"之外的其他活动，就总体而言，老年群体的比例比青壮年群体高，这是老年人群体拥有的时间特征确定的，但是在社会志愿者活动中，中青年群体的参加比例同样很高，这表明，参加"健康自我管理活动"的群体除了获得健身保健等健康知识目的之外，这个群体中的大多数，无论年龄大小，均有比较强烈的社会责任感。这些成员的自我意识和社会意识强烈，不同年龄群体都是社区活动的活跃分子。

表8　中青年和老年人群参加其他活动状况分析

	广场舞健身活动			社会志愿者活动		
	年龄分组		合计	年龄分组		合计
	老年群体	中青年群体		老年群体	中青年群体	
很少会	315 13.22%	67 20.36%	382 14.09%	53 2.13%	17 5.04%	70 2.48%
不常会	241 10.12%	53 16.11%	294 10.84%	58 2.33%	14 4.15%	72 2.55%
有时会	442 18.56%	73 22.19%	515 19.00%	311 12.52%	62 18.40%	373 13.22%
一般会	555 23.30%	64 19.45%	619 22.83%	633 25.47%	86 25.52%	719 25.48%
经常会	768 32.24%	57 17.33%	825 30.43%	1414 56.90%	157 46.59%	1571 55.67%
说不清楚	61 2.56%	15 4.56%	76 2.80%	16 0.64%	1 0.30%	17 0.60%
合计	2382 100.00%	329 100.00%	2711 100.00%	2485 100.00%	337 100.00%	2822 100.00%

	旅游参观活动			绘画音乐学习		
	年龄分组		合计	年龄分组		合计
	老年群体	中青年群体		老年群体	中青年群体	
很少会	131 5.41%	23 6.95%	154 5.60%	395 17.06%	65 19.94%	460 17.42%
不常会	148 6.12%	27 8.16%	175 6.36%	361 15.59%	53 16.26%	414 15.68%

（续表）

	旅游参观活动			绘画音乐学习		
	年龄分组		合计	年龄分组		合计
	老年群体	中青年群体		老年群体	中青年群体	
有时会	499	78	577	512	84	596
	20.62%	23.56%	20.97%	22.12%	25.77%	22.57%
一般会	763	119	882	567	72	639
	31.53%	35.95%	32.06%	24.49%	22.09%	24.20%
经常会	857	81	938	390	44	434
	35.41%	24.47%	34.10%	16.85%	13.50%	16.43%
说不清楚	22	3	25	90	8	98
	0.91%	0.91%	0.91%	3.89%	2.45%	3.71%
合计	2420	331	2751	2315	326	2641
	100.00%	100.00%	100.00%	100.00%	100.00%	100.00%

对于未来是否继续参加"健康自我管理活动"，两个不同的群体的大多数人的态度表示"一定会去"，或"有时间就去"。但中青年群体态度与老年群体略有不同，由于时间和工作的关系，中青年群体表示"一定会去"的比例要比老年群体低将近 20 个百分点，二表示"有时间就去"的比例要高出 10 个百分点，是否有时间，活动是否有吸引力，是影响中青年群体行为的主要因素。

表9 中青年和老年人群继续参加活动意愿分析

	年龄分组		合 计
	老年群体	中青年群体	
一定会	1384	123	1507
	56.17%	36.72%	53.84%

（续表）

	年龄分组		合　计
	老年群体	中青年群体	
只要有时间就会	939	165	1104
	38.11%	49.25%	39.44%
看活动内容，合适就去	90	35	125
	3.65%	10.45%	4.47%
说不准	34	8	42
	1.38%	2.39%	1.50%
可能会不去	13	3	16
	0.53%	0.90%	0.57%
还没有仔细想过	4	1	5
	0.16%	0.30%	0.18%
合计	2464	335	2799
	100.00%	100.00%	100.00%

（二）对"居民健康自我管理活动"现状及管理等状况的分析

与居民参加活动时间相对应的是所在社区"居民健康自我管理活动"小组建立的时期，统计表明，目前达成的活动小组有92.1%是在2008年以后建立的。只有7.9%是在2007年以前建立的。

根据参加者的回忆，在过去的一年中，上海各区县的活动小组平均活动10.27次，即大约每月一次。从具体的分析看，各地各小组活动的差别很大，有的一次活动也没有，有的最多可以达到80次以上，也就是说，每月都要活动6次以上，几乎每周一次。以下是各区县"居民健康自我管理活动"活动次数状况。

表 10　各区县居民健康自我管理活动小组活动状况

	均值	人数	标准差	极小值	极大值	中值
黄浦区	9.67	86	2.859	3	12	11.00
静安区	15.02	49	13.192	3	43	9.00
徐汇区	8.78	69	5.420	2	26	6.00
长宁区	14.45	93	11.157	2	50	12.00
虹口区	12.32	62	10.897	3	48	10.00
普陀区	9.42	272	6.815	1	50	8.00
闸北区	10.12	214	12.416	1	85	8.00
金山区	9.02	65	5.213	2	33	8.00
青浦区	12.50	58	11.582	3	55	8.00
奉贤区	10.44	81	7.961	2	64	9.00
嘉定区	15.54	92	17.113	0	84	12.00
松江区	8.01	140	5.738	1	65	7.00
闵行区	12.11	142	10.030	0	48	12.00
宝山区	8.18	117	6.796	2	65	6.00
崇明县	9.95	110	7.831	2	73	10.00
浦东新区	9.61	1067	5.776	1	84	8.00
杨浦区	12.07	89	9.214	3	85	10.00
总　计	10.27	2806	8.421	0	85	9.00

　　在参加过小组活动的记忆中，社区医生讲课和当场量血压等是人们能够记住的活动，其次是相互交流，由此可见，医学知识讲授和健康检查是最受欢迎的活动。在用文字表达调查结果中"最受欢迎"和"影响最深的活动"也可以看出同样的结果。对体育活动健康知识宣传、演讲、讲座印象最深的比例高达66.9%，对健身操等文体活动印象最深的比例为15.4%，对量血压等印象最深的活动为9.9%。

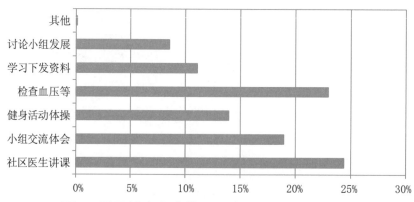

图1　居民健康自我管理活动中记得的有关活动

调查发现参加活动的居民对小组开展活动的气氛评价都比较好，认为"非常活跃"和"活跃"的比例要高达87.9%，认为"一般"的为11.9%，认为"沉闷"的比例只有0.1%。

对于现有健康自我管理活动的评价，从内容到方式，从积极性到科学性、从获得的社会支持和政府保障，被调查者都给予了较高的评价，处于优良的水平。其中得分最高的是街道和居委会的支持，这表明，居民健康自我管理活动始终在政府指导和支持下推进，离开这一个前提，目前居民健康自我管理活动的规模发展到目前这个程度是不可能的。在座谈会上，到会者也从不同方面肯定了这样的事实。但从以下两个方面的评价得分状况而言，却都处于较低的状况，一个是目前健康自我管理活动的物质条件，还有一个就是与物质条件密切相关的资金投入。从本次调查的座谈会上也获悉与此相同的意见和看法。

用文字回忆的回答中，在参加活动的过程中活动印象最深的统计非常集中地表现在体育活动、健康知识宣传、演讲、讲座（55.4%）上，而后两位是各种其他活动（15.36%）和体会交流（11.5%）。与以上人们记得住的活动比较，其统计结果基本一致。这两个问题在结论上的一致性，显示出相关知识传授、实际活动和相互交流是参加这个活动人们的共同感受，也是"居民健康自我管理活动"构成的三大主题。

表 11　对居民健康自我管理活动有关方面的评价

| | 年龄分组 | | | | | | | | |
| | 老年群体 | | | 中青年群体 | | | 总　计 | | |
	均值	人数	标准差	均值	人数	标准差	均值	人数	标准差
健康自我管理活动内容的丰富性	4.39	2463	.647	4.29	333	.677	4.38	2796	.651
健康自我管理活动指导的科学性	4.29	2431	.666	4.35	329	.647	4.30	2760	.664
健康自我管理活动内容的针对性	4.30	2444	.675	4.29	332	.675	4.30	2776	.675
健康自我管理活动物质条件程度	3.91	2376	.799	3.94	331	.732	3.92	2707	.791
健康自我管理活动资金投入程度	3.80	2334	.885	3.81	329	.813	3.80	2663	.877
健康自我管理活动参加者积极性	4.32	2438	.692	4.23	327	.687	4.31	2765	.692
健康自我管理活动街道居委支持	4.48	2462	.648	4.42	327	.659	4.47	2789	.649
健康自我管理活动社区医生配合	4.39	2449	.707	4.37	324	.693	4.39	2773	.705

表 12　印象最深刻的居民健康自我管理活动

	填答频数	百分比	个案百分比
健身操、健身舞、文化知识竞赛与活动	1028	15.38%	38.46%
体育活动健康知识座谈、交流	770	11.50%	28.81%
体育活动健康知识宣传、演讲、讲座	3707	55.38%	138.68%
旅游、参观等文体集体活动	196	2.93%	7.33%
量血压测血糖等义诊、体检活动	661	9.87%	24.73%
街道和居委会的支持、投入	34	0.51%	1.27%
环境卫生等社会公益活动	225	3.36%	8.42%
其　他	73	1.09%	2.73%
总　计	6694	100.00%	250.43%

41

调查结果显示，大多数人们认为参加居民健康自我管理活动人员的数量不同程度上升的，认为增加了"很多"的比例是24.1%，认为"增加一些"的比例为37.8%，认为规模人数差不多的比例为35.7%，认为不同程度减少的比例为2.4%。老年群体和青壮年群体的结论相当一致。这表明，这几年来居民健康自我管理活动的规模和人数扩展是一个大家公认的结果。

（三）关于"居民健康自我管理活动"座谈会的有关概要

在进行问卷调查的同时，在上海市爱卫会的帮助下，上海社会科学院社会学研究所组织了四次座谈会，观摩了小组的有关活动。四场座谈会中有三场的对象是参加活动的居民，为嘉定区江桥镇绿一社区居民委员会、普陀区真如镇真光三居居委会、浦东新区金桥镇张桥居民委员会的居民，其中一场是社区医生、居委会干部和街镇等与此项活动有关的工作人员。

在社区医疗工作者的座谈会上，一些积极参加"居民健康自我管理活动"的社区医生谈了自己感想和建议。如宝山西朱新村居委会穆医生的意见很好地代表了本次座谈会上社区医生的看法。她认为：首先，社区医生最大的一个收获就是沟通和协作，它促成了一种力量，促成和居委、爱卫办沟通协作形成了健康教育的主导，形成了一个桥梁，这种桥梁让社区医生和居民们搭建了一种更好的协作关系。其次，通过一种规范的、科学严谨的平等协作交流，使得居民的健康意识有了较大的提高。许多知识指南每一年都会有些不同的调整，根据这些指南不仅提高医生自己的知识水平，更包括患者的自我效能能得到提升。而现在面临的主要问题是医生负担比较重，如"六位一体"就包括预防、保健、康复、健康教育与健康促进和计划生育指导、医疗等众多工作，医生需要半天诊疗，半天进行"六位一体"工作，时间不够。而预防、保健、康复等都需要在健康教育与健康促进中找到它的根基。

"六位一体"牵涉了医生大量的精力，往往影响了诊疗工作。

有医生提出目前资金问题是影响工作的因素。有医生搞了一个少盐少油的营养菜肴评选活动，大家一起做菜，互相评比，居民自发自愿参加，而费用则是医生提供。如有专项资金，不需要很多，民众参加的积极性会更高。

普陀区真如镇真光三居委会居民介绍了小组活动的发展过程：该小区健康小组在 2007 年 7 月成立，开始时是单纯的高血压自我管理小组，开始光知道量血压，居委会卫生干部负责组织。对健康小组提出的问题和要求，街道镇和居委会全力支持。后来的活动内容从防治高血压扩展到六种慢性病，包括减少和延缓衰老。由原来想到哪做到哪，变为年年有计划，月月有重点。健康组成员多数是小区志愿者，无怨无悔地工作。小组关注活动的趣味性、公益性和活跃性，把健康理念灌输到社区。社区每个月有黑板报传递健康理念，并从以前每月一块增加到三四块。小组请社区医院医生、小区里退休的医生讲课，成员提出需求，由医生讲相关知识，受到大家的欢迎。

宝山淞南居委会人员介绍了西朱新村自我管理小组的工作。这是一个人口导入区，20 世纪 90 年代时，因为市政动迁，小区内导入了大量拆迁安置人员。该地区人口"九多一少"，如老年人多、低保人员多、低学历多，所以需要付出更多的努力推进工作。同时在这样的小区开展活动又非常必要，因为弱势群体应对风险能力较低，疾病健康问题容易导致众多家庭问题。而自我健康管理工作是一个系统性工作，既需要区镇或者街道居委扶持，更需要所有人员的努力，需要每一个人明确自己的责任。作为区镇街道部门，应为居委会搭好平台，做好三个方面。首先是争取资源，提供团队技术支持，并组织启动会议。其次是整合条线资源，统合医疗、计生和文明办等工作为小组活动服务。最后是开发社区资源，借助小区内专业人才，减轻健康小组

43

开展活动的成本，同时减轻社区医生负担，形成大家"结伴行"的效果。他们的建议是：现在的自我健康管理小组注重生命周期中已经发生的问题，而人的很多习惯是在问题发生之前的生活中养成的，应该将自我健康管理的理念覆盖整个生命周期。如加强青少年时期和企业职工的健康教育与健康促进，但目前这个过程衔接得并不好。另外，现在自我健康管理小组还停留在科普阶段，可不可以向专题转化，如对环境以及居民生活方式的研究，从而通过自我健康管理小组加以引导，让居民拥有自我健康防范意识和健康生活主动意识。

浦东新区金桥镇街道工作人员发言说：健康自我管理小组不是一个单纯督促健康的小组，它将退休下来的孤独老年人们重新纳入一个群体，排遣了孤独，提供了生活上互帮互助的空间，也为小区辐射了很多正能量。有一点建议就是，政府给的指标不要太多，比如年年都要建新组，任务太多要求过细下面会很疲惫。

三、"居民健康自我管理活动"调查的有关结论与建议

（一）上海"居民健康自我管理活动"调查的有关结论

自 2008 年从高血压自我管理小组的基础上发展起来的"居民健康自我管理活动"，已经走过了将近 10 个年头，组织规模、参加人数、活动形态和社会影响都发生了巨大变化，不仅成为居民建立健康生活的自觉行为，而且成为上海社区治理工作的一个主要组成部分，并获得了世界卫生组织和中国卫生和计划生育委员会的高度褒奖。通过本次调查，可以得出的有关结论如下：

1. 该活动已经从慢性病控制变成推行健康生活方式的重要渠道。从

座谈会和问卷调查中获悉，"居民健康自我管理活动"开始的目的是六大慢性病的控制与治疗，参加此项活动的大多数是老年慢性病患者，从定期测量血压血糖、正确按时服药等项目发展到今天家庭饮食起居、膳食营养、体育锻炼、卫生防御、常见病判断与治理、药理常识等众多方面。活动内容的系统性、科学性、专业性和针对性大大加强。这是此项活动获得居民点赞和参加人数日益上升的根本原因。在人们对于健康越来越关注的今天，该活动迎合了民众的切实需要。

2. 该活动已经呈现出社区居民自我管理与自我提高的社会性需求。此项活动有个重要特点，活动参加者大多数是社区其他各种活动的积极分子。这些成员不仅积极参加居民健康自我管理活动，还是社区健身操、舞等各类兴趣小组的参与者，是社区志愿者活动的积极参加者。居民健康自我管理活动只是他们的一项活动。从另一个角度而言，街道镇和村、居委会也把此项活动作为凝聚居民的有效手段，因为每个个人、家庭对自身健康的关心是普遍存在的社会心理意识，用这样的活动内容推进社区管理和自治，往往可起到事半功倍的效果。

3. 该活动已经成为社区居民重要的社会交往方式与手段。调查发现，活动参加者，尤其是老年活动参加者，把此项活动作为日常社会交际和朋友交往的主要方式和内容，一日不见，如隔三秋。生活健康和卫生保健，成为这些老年人进行社会交往最好的话题。从另外一个角度而言，有规律的社会交往和良好的人际关系，本身就是导致健康心理状态和精神状态的必要条件。在座谈会中，一些老人或参加者已经不是本小区的居住者，但是，几十年或多年的小组活动与日常人际交往已经成为这些人日常生活的一部分，他们还是会回到原来的活动小组进行相关的活动。

45

4. 活动参加者从老年群体为主逐渐转向多重年龄群体组合。本次调查发现，中青年群体开始加入"健康自我管理活动"，增加速度开始超过老年群体。虽然目前参加"健康自我管理活动"的主要是老年群体，但中青年的出现为这个活动的发展改进提出了新的要求。一是中青年时间分配不同于老年人，出席率不稳定；二是中青年文化程度高于老年群体，在医学、养生、生活常识等知识结构明显比老年群体合理；三是他们主要是想了解保健养生、膳食营养、疾病预防和健身锻炼方式的知识技能。四是他们中患慢性疾病的比例较低，对这方面的了解欲望低于老年群体。他们参加活动的目的是为了将来的健康，而老年群体则偏重现在。这对"健康自我管理活动"未来形态、内容和组织提出了挑战。

5. 活动健康发展与社区医疗机构发展同步。完善基层社区医疗机构是目前医疗卫生事业发展的重心，社区医院、家庭医生和全职医生开始明显增加。调查发现，社区医生成为活动的关键和最受欢迎的人物，同时成为居民的贴心朋友。社区医生在赢得了居民掌声的同时，也获得了社区医院就诊率和家庭医生的签约率，这种"双赢"显示了社区医院和"健康自我管理活动"发展的相互关系。"健康自我管理活动"发展需要越来越专业的辅导，社区医生的作用不可替代。如何把生活方式改善和基层医疗水平改进相结合，"健康自我管理活动"是绝佳结合点。

6. 街道居委会的支持和帮助是此项活动健康发展的重要前提。调查结果显示，街道和居委会是活动得以顺利和健康发展的基本前提。在活动空间、物资设备、活动资金、组织资源等众多方面，这些机构起到了决定性支撑作用。每个正常和持续发展的小组背后都有一个这样的背景。没有这样前提背景，此活动能够扩展到今天是非常困难的。

7. 全面规划、引导和鼓励是该活动持续发展的必要条件。从防止治疗慢性病到合理控油控盐,从健身活动到膳食协调,上海市卫计委策划进行了各种民众欢迎的活动,使得"健康自我管理活动"凝聚了市民对自身健康的关注和认同意识,也使民众具有了共同参与精神。座谈会到会居民都谈到了这种宣传、倡导和支持的必要性。在强调不同小组活动特点的同时,适时、合理的分阶段推出健康自我管理整体理念和分期措施,形成共同普遍的社会意识,使活动走向全民并实现整体效用。

(二)推进上海"居民健康自我管理活动"几个关键问题

"健康自我管理活动"从正式命名以来已有7年,规模不断扩大、内容日益丰富、活动日趋活跃,但也面临一些问题:

1. 如何解决不同对象的需求差别问题:调查发现,不同年龄和地区对健康教育与健康促进形式与内容的要求有相当大的差异。老年群体患慢性病的比例高,退休在家,文化程度较低,因此对疾病控制、合理用药和膳食营养的关心程度较高,时间较充裕而乐意参加社区的各种活动。中青年群体身体健康状况较好、文化程度较高、在职人员多,更侧重日常保健与卫生常识,重在长远健康保健,对有关知识内容的要求高,活动时间上有限制。上海市中心居民区和市郊居民区也有很大差异,市中心居民要求普遍较高,而市郊居民要求水平和活动积极性相对较低。在未来的"健康自我管理活动"中,如何针对不同人群、地区进行有针对性的活动设计,这是未来更好开展活动的关键。

2. 如何建立健康教育与健康促进活动与其他活动的合理关系:调查发现,在许多"健康自我管理活动"小组中,不少人同时是社区其他活动的成员,活动上多有重合,有的活动小组把健身操、健身舞、外出旅游等活动

47

也计算在"居民健康自我管理活动"之中，这也是一些小组活动频率如此之高的原因。在上海的许多社区，除了"居民健康自我管理活动"之外，还有众多不同其他各种活动，而且有众多活动与健身保健有关。未来"居民健康自我管理活动"的性质内容定位在哪里，其代表性的活动形态是什么，与其他健身等具有相似性的活动如何区别，将成为一个需要慎重考虑和设计的问题。

3. 如何动用更多社会力量推进"健康自我管理活动"：在调查中发现，目前推进"健康自我管理活动"的主体是四方面，一是市级卫计委和爱卫会等机构，二是区县级的有关官方机构按照市级机构意图推进工作；三是基层社会管理机构和社区医生的支持和帮助；四是居民参与，这种参与是在社区机构推动下、在一些活动积极分子努力下开展起来的。活动具有比较明显的官方和行政组织色彩。有些基层干部觉得压力较大。调查也发现，一些比较好的活动小组，往往有退休医生或专业人员的加入。如何组织动员社会力量，包括媒体、社会组织的力量，这是未来该项活动更具有广泛社会性和持久性的关键。

4. 活动缺乏资金、物质、组织条件是一个比较普遍的现象：调查发现，如缺乏社区管理机构物质、资金和其他资源的支持，仅依赖"健康自我管理活动"的成员开展活动，比较困难。虽然有些活动小组通过自筹经费和自己制作活动道具，但往往杯水车薪，难以长久维系。如小组活动取决于几个积极分子的存在，一旦这些人员由于年龄、身体或搬迁等原因而退出，小组就会一蹶不振或停摆。因此，目前"健康自我管理活动"有其弱点和弊病，即过度依赖行政力量，高度依赖积极分子，活动维持机制不完善和不稳定。

5. 如何建立健康管理活动与基层卫生建设的良好关系：加强和完善基层卫生机构，是上海未来医疗事业发展的重心和重点，社区医院的设立和家庭医生制度的完善，老百姓日常就医方式和日常保健、包括医疗保健咨询方式等都将发生巨大变化，现有健康管理的某些活动在未来不再必要，如慢性病治疗与服药知识，包括常见病防治等，因为家庭医生与居民的关系会变得更紧密，有关咨询将变得更具有针对性。如何根据这些变化调整活动的内容，在个体特殊性问题逐步得到解决的前提下，更好地为广大居民提供普适性的教育，这是此项活动发展和更好存在的主要因素。

（三）推进上海"居民健康自我管理活动"几个建议

根据以上的有关分析，建议如下：

1. 以中老年人为重点开展健康自我管理活动。从现有数据看，老年人是此项活动的主要成员，还需要进行普及推广一般医疗常识和生活保健知识的工作，在城郊边缘社区中尤为必要。在上海老年人口急剧增长的背景下，提高老年人这方面的知识和行为能力非常重要，有效控制慢性疾病和养成健康的生活方式，将减轻家庭的各种负担和心理压力，缓解老龄问题的社会压力和医疗支出。因此，现有活动内容与传授方式有必要持续，甚至在某些地区、针对某些特殊人群中还要有所加强。

2. 编制、筹办和进行一些比较专业性的知识传授与活动。在中青年人群开始进入健康自我管理活动的状况下，需要设计、准备和开展一些既有实用价值、又具有专业水平的活动和宣讲材料。如健康的生活方式和工作方式、合理的饮食与营养保健、日常药理和急救方式等，充分满足中青年人群的需求，也让老年人获得有关知识，一举两得，同时为未来活动的可持续发展准备后续条件。

3. 确定市、区、街镇、居（村）委会的不同职能。市级机构的工作主要是制定活动规划和宣传重点，同时关注质量和进行评估推优。在过去的工作中，以控油、控盐等为主题的全市活动与宣传在市民中留下了深刻的影响。可以每年设定几个主题并推进，实现步步留痕、句句中听、事事有效的结果。在区级层面上，除落实市有关工作，更应根据不同状况设计活动开展方式，促进社区医院与街道沟通与联系，指导街镇开展工作，保障活动经费与物质条件。一线的居（村）委会，则是放手开展活动，让居民群策群力、自我管理，为活动提供各种方便和条件。对活动小组活动的内容与形态，可以放开，让居民自主管理，以体现"自主管理"。

4. 充分发挥各种社会力量的作用以推进全社会健康管理水平。调查发现，目前"健康自我管理活动"活动形态多样、质量上乘、参加者众多的小组都有一个原因：有专业知识或工作背景的积极分子、社区医生的热情参与和引导、居（村）委会干部的倾力支持和帮助。这表明，社会力量是活动质量的关键因素。在未来的活动中，应发挥社区医院与医生资源，确立社区医疗系统的宣传教育职能，在物质、职务等方面进行相关配套，提高社区医生和有关方面的工作积极性；第二是鉴于上海的有利条件，充分利用退休医生和有关专业人员的余热，组成专题讲师团，下基层、下企业、下学校，普及医药卫生常识、指导健康生活方式，使得"健康自我管理活动"有比较固定的活动内容；调查发现，社会组织等有关社会力量在目前的有关活动中几乎没有发挥作用，是否可以通过政府购买服务的方式，使一些社会组织主动、积极和深入到此项活动，改变活动过度依赖社区机构和活动积极分子的状况。

5. 利用传统和现代媒体宣传健康自我管理理念。现有的"健康自我管理活动"推广,除了市有关方面发放宣传册子,几乎全部依赖面对面的授课和示范。面对面教授生动、有互动交流和示范性强,但也有时间、人数、空间等多方面的限制。可充分利用传统和现代媒体推进有关活动,如在目前医疗养生节目热播的背景条件下,可以组织建立专题节目,树立全社会健康管理的理念;可以通过微信、短信等方式按季节、气象、习俗等进行生活小贴士等健康管理信息;可设专题网站,通过专题咨询等方式进行比较深入的宣传。

报告来源:上海市卫生和计划生育委员会委托课题。

课题负责人:陆晓文,研究员,上海社会科学院社会学研究所(执笔)。

课题组成员:唐琼、武晓宇、李光耀、李忠阳,上海市卫生计生委及上海社会科学院社会学研究所在读研究生。

上海老年人健康养老状况调查

2015 年 8 月，全国老龄办开展了第四次"中国城乡老年人生活状况抽样调查"。此次调查是继 2000 年开始，每 5 年开展一次的关于老年人生活状况的国情调查。上海作为调查地区之一，调查范围涉及 9 个区县，分别为：浦东新区、闵行区、奉贤区、宝山区、虹口区、普陀区、黄浦区、杨浦区和崇明县。其中每个区县抽取 4 个街道或乡镇，再从中选取 4 个居村委作为调查点，总计 144 个调查点，每个调查点抽选 30 名老年人进行上门调查。抽样方案及过程由全国老龄办统一制定和实施。上海地区共计调查 4320 人，最终有效样本量 4301。

本报告着重调查了上海老年人在健康医疗、照料护理服务方面的现实情况与主观感受。

一、基本状况

本次调查有效样本量为 4301。老年人平均年龄为 70.80 岁，60—69 岁低龄人口占比 54.7%，70—79 岁中龄老年人口占近四分之一，80 岁及以上高龄人口占比 20.6%。居住在城镇的老年人约占四分之三，约四分之一居住在农村。老年人的文化程度以中等教育水平为主，占 54.6%；高等教育水平超过 10%。调查中近八成老年人有配偶，近两成丧偶。老年人中为中共党员的比例占 18.1%。

（一）性别与年龄分布

本次调查的 4301 名被访老年人中，性别分布较为均匀，男性占 47.5%，女性占 52.5%，与 2015 年底上海市户籍 60 岁及以上老年人口男性占 47.9%、女性占 52.1% 的性别比例十分接近。年龄分布上呈现低龄老年人占比较高的特点，也与户籍老年人口年龄分布相仿。

表 1 老年人的年龄分布情况

单位：%

	年 龄			合 计
	60—69 岁	70—79 岁	80 岁+	
男	26.3	12.2	9.0	47.5
女	28.4	12.5	11.6	52.5
本次调查合计	54.7	24.7	20.6	100.0
实际状况*	58.5	23.6	17.9	100.0

＊注：2015 年底上海市户籍 60 岁及以上人口状况。

表 2 老年人的性别分布情况

单位：%

	性 别		合 计
	男	女	
	47.5	52.5	100.0
实际状况*	47.9	52.1	100.0

＊注：2015 年底上海市户籍 60 岁及以上人口状况。

53

本次调查中老年人的平均年龄为 70.80 岁，最高年龄为 102 岁。60—69 岁的低龄老年人口占一半以上，70—79 岁的中龄老年人口占近四分之一，80岁及以上高龄人口占五分之一，且从性别上来看，各年龄段人口的年龄差异不大，女性比男性占比略高。因此，年龄分布总体上表现为低龄老年段为主的特点，调查中60—65岁的老年人正是新中国成立后第一次人口出生高峰中出生的人口，在60—69岁低年龄组中，其占比达三分之二以上。

（二）户籍与居住地分布

2016年，《上海市人民政府关于进一步推进本市户籍制度改革的若干意见》中明确："建立统一的城乡户口登记制度。取消本市农业户口与非农业户口性质区分，统一登记为居民户口。"本次调查显示，户口性质为农业户口的老年人占12.7%，非农业户口的占82.8%，统一居民户口的占4.5%。由于户口性质已无法确切区分出老年人的城乡属性，因此，通过老年人居住地的不同对其城乡分布进行说明。

表3 老年人的城乡分布

单位：%

户口性质	居住地		总 体
	居委会	村委会	
农 业	0.2	12.5	12.7
非 农	71.1	11.7	82.8
统一居民户口	4.3	0.3	4.5
合 计	75.6	24.4	100.0

居委会是相对城镇而言，辖区内居民以非农业人口为主；村委会是相对农村而言，辖区内村民以农业人口为主。随着中国城市化进程的推进，撤村并居后，村委会改为居委会，许多农村居民转为城镇居民。从表3中得知，有近四分之三的被调查老年人居住地为居委会，可以将其视为城镇人口，其

余四分之一为农村人口。

（三）文化程度

被调查老年人中有一半以上的人为中等教育水平，即初中和高中级别学历教育；初等教育水平即小学的占 20.7%；高等教育水平的占 12.5%；未受过教育的占 12.3%。总体来看，与上海 2010 年第六次人口普查老年人受教育程度相比有所上升，其中中等教育水平比例上升 11.6 个百分点，未受教育者和初等教育水平占比都有所下降，总体受教育水平较"六普"时有所提升。

表 4　分性别的老年人文化程度情况

单位：%

文化程度	性　别		总体	第六次人口普查上海数据*
	男	女		
未上过学（包括扫盲班）	3.9	19.8	12.3	14.6
小学（包括私塾）	18.9	22.2	20.7	29.0
初　中	39.5	33.7	36.5	26.9
高中/中专/职高	19.9	16.5	18.1	16.2
大学专科	10.7	5.2	7.8	6.5
本科及以上	7.1	2.5	4.7	6.9
合　计	100.0	100.0	100.0	100.0

*注：全国 2010 年第六次人口普查上海市 60 岁及以上老年人口受教育程度数据。

女性老年人口中未受教育比例近 20%，受中等教育和高等教育比例均明显低于男性。男性总体受教育水平高于女性。

随着老年人口年龄段的上升，未受教育比例不断增加。在低龄和中龄老年人口中，受高等教育的比例明显高于高龄老年人口。年龄越低，受良好教育的比例越高。

表5　分年龄的老年人文化程度情况

单位：%

文化程度	年　龄			总体
	60—69岁	70—79岁	80岁+	
未上过学（包括扫盲班）	3.2	13.7	34.5	12.3
小学（包括私塾）	17.1	22.3	28.2	20.7
初　中	48.5	25.4	17.8	36.5
高中/中专/职高	19.7	21.0	10.5	18.1
大学专科	8.7	8.9	4.2	7.8
本科及以上	2.8	8.6	4.9	4.7
合　计	100.0	100.0	100.0	100.0

（四）政治面貌

被访老人中有近20%的人为中共党员。男性老人中的中共党员比例高于女性；60—69岁人口的中共党员比例低于其他年龄段。

表6　分年龄和性别的老年人政治面貌情况

单位：%

政治面貌	年龄			性别		总体
	60—69岁	70—79岁	80岁+	男	女	
群　众	84.3	77.1	78.8	72.8	89.3	81.4
中共党员	15.2	22.5	20.7	26.7	10.4	18.1
民主党派	0.4	0.3	0.5	0.5	0.2	0.4
无党派人士	0.1	0.1	0.0	0.0	0.1	0.1
合　计	100.0	100.0	100.0	100.0	100.0	100.0

（五）婚姻状况

调查中有配偶的老年人占近8成，丧偶率近2成。高龄老人中丧偶率占一半，女性老人群体中丧偶率高于男性，男性老人群体中有配偶的比例高于女性。

表 7　分年龄和性别的老年人婚姻状况

单位：%

婚姻状况	年　龄			性　别		总　体
	60—69 岁	70—79 岁	80 岁＋	男	女	
有配偶	88.7	77.2	48.8	86.3	69.8	77.6
丧　偶	7.0	21.1	50.7	10.6	27.5	19.5
离　婚	3.1	1.1	0.5	2.2	1.9	2.1
从未结婚	1.2	0.6	0.1	1.0	0.7	0.8
合　计	100.0	100.0	100.0	100.0	100.0	100.0

二、健康医疗状况

健康状况方面整体而言较好，多数老年人视力、听力和自我感觉健康状况良好，但慢性病在老年人群之中也普遍存在。同时，多数老年人具有一定的健康意识，会不同程度地参与锻炼，健康意识和年龄、文化程度以及性别都存在显著相关。医疗状况方面，多数老年人能从政府的各项政策中受益。拥有各项医疗保险的受访老年人占据绝大多数，无论是医疗总费用还是自费费用，多数老年人 2014 年的支出都在 5000 元以下；同时，多数受访老人表示医疗费报销很方便或比较方便。此外，得益于近年来政府大力推动市民就近就医的措施，选择就近就医的占多数比例，就医距离低于两公里的超过半数。

（一）视力和听力情况

考察受访老年人的视力和听力，发现总体状况较好。视力状况方面，表示比较清楚和非常清楚的人占比合计达到 52.1%（表 8）。听力状况方面，表示能听清楚的比例达到 81.1%（表 9）。

进一步考察老年人的视力和听力状况，发现和年龄存在显著关系，随

57

着年龄的增长，视力和听力出现困难的比例明显增高。视力状况方面，受访老人之中表示"不太清楚"和"几乎／完全看不清"的比例在60—64岁年龄段合计为11.9%，而到了85岁以上年龄段则为38.1%，增幅达到3.2倍（表8）。听力状况方面，受访老人之中表示"需要别人提高声音"和"很难听清楚"的比例在60—64岁年龄段合计为8.4%，而到了85岁以上年龄段则为18.9%，增幅达到2.3倍（表9）。

表8　分年龄段老年人视力状况分布

单位：%

	非常清楚	比较清楚	一般	不太清楚	几乎／完全看不清	合　计
60—64岁	20.2	41.8	26.2	11.4	0.5	100.0
65—69岁	14.2	43.9	28.2	13.2	0.5	100.0
70—74岁	12.3	40.2	29.1	17.7	0.7	100.0
75—79岁	10.2	34.2	28.3	25.2	2.2	100.0
80—84岁	7.7	29.9	29.2	30.7	2.5	100.0
85岁及以上	4.9	25.2	31.8	34.8	3.3	100.0
全　体	13.7	38.4	28.1	18.6	1.2	100.0

表9　分年龄段老年人听力状况分布

单位：%

	很难听清楚	需要别人提高声音	能听清楚	合　计
60—64岁	2.8	5.6	91.6	100.0
65—69岁	2.5	6.8	90.7	100.0
70—74岁	2.6	13.1	84.3	100.0
75—79岁	6.2	18.8	75.1	100.0
80—84岁	9.9	27.1	63.1	100.0
85岁及以上	18.1	37.6	44.2	100.0
全　体	5.2	13.7	81.1	100.0

（二）日常保健状况

考察老年人的锻炼情况，发现受访老年人总体健身意识较强，多数会不同程度地参与锻炼。其中，从不锻炼的人和每周锻炼六次及以上的人比例显著高于其他人群，分别占 30.6% 和 28.0%，这说明锻炼对于多数老年人而言是一个生活习惯，有这一习惯的人会坚持经常甚至于每天做，而没有这一习惯的人则基本不参加锻炼（表 10）。

表 10　每周锻炼频度分布

单位：%

	百分比
从不锻炼	30.6
不到一次	6.5
一至二次	16.8
三至五次	17.8
六次及以上	28.0
缺　失	0.3
合　计	100.0

进一步考察受访老人的锻炼状况，发现和年龄、文化程度以及性别都存在显著相关。

从年龄方面而言，年龄和锻炼参与度之间存在明显的负相关，随年龄增长，老年人因为身体机能退化而难以坚持参与锻炼。参与度随年龄增长而出现回落，从不锻炼的比例在 60—64 岁年龄段为 22.7%，而到了 85 岁以上年龄段则为 55.6%，增幅达到 2.5 倍；60—79 岁之间锻炼参与度呈现缓慢回落的态势，80 岁之后则出现明显的回落，从不锻炼的比例出现加速回落，而坚持锻炼的（每周六次及以上）的比例，则从基本持平开始出现明显回落（表11）。

表 11　分年龄段每周锻炼频度分布

单位：%

	从不锻炼	不到一次	一至二次	三至五次	六次及以上	合　计
60—64 岁	22.7	6.9	18.8	20.2	31.3	100.0
65—69 岁	26.6	5.6	18.0	20.4	29.3	100.0
70—74 岁	28.6	5.3	16.7	18.2	31.1	100.0
75—79 岁	32.2	5.3	17.2	15.5	29.8	100.0
80—84 岁	42.7	6.2	11.8	15.3	23.9	100.0
85 岁及以上	55.6	11.2	12.3	8.8	12.1	100.0

从性别方面而言，女性对于锻炼的参与度要明显低于男性，在经常锻炼的选项之中（≥每周三次），女性的比例均低于男性，而不常参与锻炼的选项之中（≤每周两次），女性的比例均高于男性（表12）。

表 12　分性别每周锻炼频度分布

单位：%

	从不锻炼	不到一次	一至二次	三至五次	六次及以上	合　计
女	32.5	6.9	17.5	17.3	25.8	100.0
男	28.8	6.1	16.0	18.5	30.6	100.0

服用保健品方面，受访老人之中经常服用的仅占9.5%，说明其并不受到老年人群的普遍欢迎。进一步考察不同受访老年人群服用保健品的状况，发现文化程度和年龄均与服用保健品的频率方面存在显著的相关。服用保健品的比例随着文化程度的提高而上升，未上过学（包括扫盲班）的受访老人经常吃保健品的比例为8.4%，而在本科及以上文化程度的受访老人之中，经常吃保健品的比例则上升至17.6%，说明文化程度更高的人群保健意识

更强（表13）。与此同时，受访老人之中，服用保健品的比例亦随年龄的增长而上升，高龄老人对于健康的危机感更甚，更希望通过保健品延缓衰老，60—64岁年龄段之中，经常吃保健品的比例为7.0%，而在85岁及以上年龄段则为12.4%（表14）。

表13　分文化程度服用保健品频度分布

单位：%

	从来不吃	偶尔吃	经常吃	合　计
未上过学（包括扫盲班）	68.7	22.9	8.4	100.0
小学（包括私塾）	67.3	24.4	8.3	100.0
初　中	73.7	18.9	7.4	100.0
高中/中专/职高	68.3	19.3	12.4	100.0
大学专科	65.3	21.9	12.9	100.0
本科及以上	59.3	23.1	17.6	100.0
总　体	69.5	21.0	9.5	100.0

表14　分年龄段服用保健品频度分布

单位：%

	从来不吃	偶尔吃	经常吃	合　计
60—64岁	73.8	19.1	7.0	100.0
65—69岁	70.5	20.5	9.0	100.0
70—74岁	65.9	20.7	13.4	100.0
75—79岁	68.9	21.1	10.0	100.0
80—84岁	66.7	23.4	9.9	100.0
85岁及以上	61.5	26.1	12.4	100.0
总　体	69.5	21.0	9.5	100.0

受访老人之中，2014年参加过体检的比例为58.8%；其中，文化程度越高，参加体检的比例越高，表明文化程度高的人群健康意识更强（表

15）；而从年龄段来看，65—74 岁年龄段的人群体检率要明显高于其他年龄段（表 16）。

表 15　分文化程度体检比例分布

单位：%

	未上过学（包括扫盲班）	小学（包括私塾）	初中	高中/中专/职高	大学专科	本科及以上	总体
百分比	53.2	60.8	53.9	60.8	69.2	78.0	58.8

表 16　分年龄段体检比例分布

单位：%

	60—64 岁	65—69 岁	70—74 岁	75—79 岁	80—84 岁	85 岁及以上
百分比	55.1	64.7	66.8	58.8	58.4	44.3

（三）健康状况

考察受访老人的健康状况，总体情况良好。其中，自觉一般的占比最高，达到 47.9%，而自觉非常好和比较好的合计达到 38.3%（表 17）。同时，83.1% 的受访老人表示 2014 年并未住院（表 18）。

表 17　老年人自觉健康状况分布

单位：%

	非常好	比较好	一般	比较差	非常差	缺失	合计
百分比	7.2	31.1	47.9	11.5	2.1	0.1	100.0

表 18　2014 年住院次数分布

单位：%

住院次数	未住院	一次	两次	三次及以上	缺失	合计
百分比	83.1	11.7	3.0	1.4	0.9	100.0

考察老年人的慢性病得病状况，发现多数老年人患有一种及以上慢性疾病，表示无慢性疾病的仅占 16.7%，而在慢性疾病之中，得病率占前三位的分别为高血压、骨关节病（骨质疏松 / 关节炎 / 风湿 / 椎间盘疾病等）和心脑血管疾病（冠心病 / 心绞痛 / 脑卒中等），得病率分别为 48.1%、30.4% 和 27.8%（表 19）。

表 19　慢性病得病状况分布

单位：%

类　　　别	比　例
白内障 / 青光眼	26.7
高血压	48.1
糖尿病	16.0
心脑血管疾病（冠心病 / 心绞痛 / 脑卒中等）	27.8
胃病	10.9
骨关节病（骨质疏松 / 关节炎 / 风湿 / 椎间盘疾病等）	30.4
慢性肺部疾病（慢阻肺 / 气管炎 / 肺气肿等）	7.3
哮喘	2.4
恶性肿瘤	3.0
生殖系统疾病	2.7
其他慢性病	4.1
都没有	16.7

同时，在本次调查之中，有 10.8% 的受访老人表示两周之内有生过病。其中，47.1% 是慢性病两周前开始发病延续到两周内（表 20）。

表 20　两周之内发病的情况分布

单位：%

	两周内新发生	急性病两周前开始发病延续到两周内	慢性病两周前开始发病延续到两周内	缺失	合计
百分比	40.2	10.1	47.1	2.6	100.0

（四）就医状况

在两周之内生病的受访老人之中，有 84.7% 的老人选择就医，2.8% 的人未处置，11.6% 的人选择自我治疗（表 21）。就医者之中，最近两周看病次数为一次的占 50.5%，两次的占 29.9%（表 22）。未处置的人之中，最主要的原因是自感病轻，选择率达到 53.8%（表 23）。选择自我治疗的人之中，选择自己买药的占 59.3%，采用传统方法治疗的占 25.9%（表 24）。

表 21　生病老人的处置方法分布

单位：%

	找医生看病	未处置	自我治疗	系　统	合　计
百分比	84.7	2.8	11.6	0.9	100.0

表 22　最近两周看病频度分布

单位：%

	一次	两次	三次	四次及以上	缺　失	合　计
百分比	50.5	29.9	11.4	3.3	4.8	100.0

表 23　有病未处置的原因分布

单位：%

	比　例
自感病轻	53.8
经济困难	0
没时间	0
行动不便	15.4
没人陪同	0
医院太远	0
就医麻烦	7.7
其他原因	7.7
行动不便及就医麻烦	7.7
医院太远及就医麻烦	7.7
合　计	100.0

表 24　自我治疗方法的分布

单位：%

	比 例
自己买药	59.3
采用传统方法治疗	25.9
使用保健康复设备	1.9
其　他	0
自己买药及采用传统方法治疗	3.7
自己买药及使用保健康复设备	1.9
缺　失	7.4
合　计	100.0

考察受访老人的就医地点选择，显示了近年来政府大力推动市民就近就医的措施起到了显著的作用。从主要就医场所选择上，选择社区卫生服务中心的比例最高，达到47.3%，其次为县/市/区医院，达到18.0%（表25）。从就医距离来看，也同样说明了就近就医政策的效果，受访老人去得

表 25　平时主要看病场所选择分布

单位：%

	比 例
私人诊所	0
卫生室/站	8.7
社区卫生服务中心	47.3
乡镇/街道卫生院	6.8
县/市/区医院	18.0
市/地医院	9.6
省级医院	8.2
其　他	0.7
日常不看病	0.6
合　计	100.0

最多的医疗机构的离家距离，表示不足一公里的占 32.7%，一至二公里的占 29.2%，二至五公里的占 21.6%（表 26）。关于就医之时碰到的问题，排队时间太长占据首位，达到 62.6%，排第二和第三的依次是收费太高和手续繁琐，分别占 32.2% 和 24.3%，说明仍然需要加大力度增加医疗资源的供给，缓解就医难的困境（表 27）。

表 26　去得最多的医疗卫生机构离家距离分布

单位：%

	比　例
不足一公里	32.7
一至二公里	29.2
二至五公里	21.6
五公里及以上	14.4
缺　失	2.0
合　计	100.0

表 27　到医院或诊所看病遇到问题分布

单位：%

	比　例
排队时间太长	62.6
手续繁琐	24.3
无障碍设施不健全	1.6
不能及时住院	6.6
服务态度不好	5.7
收费太高	32.2
其　他	3.0
无上述问题	17.7
不清楚或不去医院	0.9

（五）医疗开支状况

考察受访老人的医疗费用开支，总花费方面，年平均开支为6485.1元，其中达到10000元及以上的占17.3%，低于5000元的占比合计达到71.3%，而其中29.8%的老年人医药费开支为0（表28）。

进一步考察自费部分的花费，平均开支为2422.3元，达到5000元及以上的占10.0%，低于100.00元的占61.9%，而其中支出为0者占39.2%，这表明，虽然多数老年人有医保托底，但医药费对于老年人而言，仍然是一笔不容忽视的开支（表29）。而从孩子支付金额分布状况来看，89.4%为0（表30）。此外，64.9%的受访老人在药房自费购买药物的开支为0（表31）。

表28　2014年看病/住院总共花费分布状况

单位：元、%

花费	0元	1—999元	1000—4999元	5000—9999元	≥10000元	缺失	合计
百分比	29.8	11.7	29.9	10.0	17.3	1.4	100.0

表29　2014年看病/住院花费之中自费部分分布状况

单位：元、%

花费	0元	1—999元	1000—4999元	5000—9999元	≥10000元	缺失	合计
百分比	39.2	22.7	25.7	5.4	4.6	2.4	100.0

表30　2014年看病/住院花费之中孩子支付金额分布状况

单位：元、%

花费	0元	1—999元	1000—4999元	5000—9999元	≥10000元	缺失	合计
百分比	89.4	1.8	3.2	0.8	1.2	3.7	100.0

表31　2014年在药店自费购买药物花费分布

单位：元、%

花费	0元	1—99元	100—499元	500—999元	≥1000元	缺失	合计
百分比	64.9	4.4	17.6	5.5	6.3	1.3	100.0

（六）医疗保障状况

考察受访老人的医疗保障状况，拥有各项医疗保险的占据绝对多数，没有任何医疗保险的仅占 0.3%（表 32）。同时，合计有 69.7% 的受访老人表示医疗费报销很方便或比较方便（表 33）。此外，受访老人之中仅有 7.0% 的老人表示购买了商业健康保险。

表 32 医疗保险拥有状况分布

单位：%

	比　例
城镇职工基本医疗保险	64.9
城镇居民基本医疗保险	15.0
新型农村合作医疗保险	14.3
城乡居民基本医疗保险	4.7
城乡居民大病保险	5.0
职工大额医疗补助	2.3
公费医疗	1.2
其　他	2.2
都没有	0.3

表 33 医药费用报销便捷程度分布

单位：%

	比　例
很方便	29.0
比较方便	40.7
一　般	20.1
比较不方便	3.7
很不方便	2.3
缺　失	4.1
合　计	100.0

三、照料护理服务状况

日常活动能力方面，总体状况良好，日常活动完全能自理的受访老人占绝大多数。多数人未使用辅具，使用率超过 10% 的辅具依次为老花镜、假牙和血压计。照料状况方面，多数老年人能够得到照料，主要照料者依次是配偶、儿子和女儿，家人依然是最重要的照料者；此外，家政服务人员（保姆、小时工等）的选择率也显示出了照料服务社会化的趋势。

从老年人的意愿方面而言，多数受访老人不愿意离开家居环境接受照料，越是高年龄组的人群，在家的意愿越高；同时，表示"在养老机构"和"视情况而定"也占有一定的比例，说明历经多年家庭照料功能社会化的变迁以及社会照料服务体系的发展，老年人对于未来的照料问题具有了较为成熟的认识和多元的选择。但与此同时，基于自身的养老金收入，老年人群对于养老机构的价格承受能力偏低。

（一）自理能力状况

考察老年人的日常活动能力，总体状况良好。吃饭、穿衣、上厕所、上下床、在室内走动以及洗澡六项能力之中，受访老人表示"做得了"的比例均在九成以上，其中最高的是吃饭，为 97.9%，最低的是洗澡，为 93.6%（表 34）。

在上述六项日常活动能力之中，如果以"做得了"全部选项为日常活动完全能自理的标准；以仅一项活动"有些困难"，但无"做不了"的选项作为部分能自理的标准；以任何一项活动"做不了"或者有两项及以上活动"有些困难"作为完全不能自理的标准，则本次调查之中，日常活动完全能自理的受访老人占 93.3%，部分能自理的占 2.2%，完全不能自理的占 4.5%。

表 34　日常活动能力状况

单位：%

	做得了	有些困难	做不了	合　计
吃　饭	97.9	1.1	0.9	100.0
穿　衣	96.8	1.9	1.2	100.0
上厕所	96.6	2.1	1.3	100.0
上下床	96.7	2.0	1.3	100.0
在室内走动	96.3	2.4	1.3	100.0
洗　澡	93.6	3.8	2.6	100.0

考察老年人的失禁情况，大便失禁和小便失禁的比例分别为 1.6% 和 4.1%。分年龄段来看，各年龄段小便失禁的比例均高于大便失禁的比例，75 岁开始，大小便失禁的比例开始出现加速上升的趋势（表 35）。

表 35　分年龄段失禁状况分布

单位：%

年　龄	60—64 岁	65—69 岁	70—74 岁	75—79 岁	80—84 岁	≥85 岁	总体
大便失禁	0.1	0.2	0.8	2.4	4.4	7.7	1.6
小便失禁	0.6	1.6	2.7	7.3	9.7	13.8	4.1

辅具使用方面，表示未使用的受访老人占 21.7%；使用率超过 10% 的辅具依次为老花镜、假牙和血压计，分别为 58.1%、31.0% 和 28.7%，而使用率低于 1% 的辅具为智能穿戴用品和护理床，分别为 0.4% 和 0.5%（表 36）。

考察受访老人的照料状况，13.1% 的受访老人表示需要照料，在这部分老年人之中，有 89.4% 表示有人照料。而主要照料者之中，选择率最高的依次是配偶、儿子和女儿，分别为 30.7%、23.2% 和 18.8%，表明在现阶段，家人依然是最重要的照料者；此外，家政服务人员（保姆、小时工等）的

表 36　辅具使用状况分布

单位：%

用　品	比　例
老花镜	58.1
助听器	1.8
假　牙	31.0
拐　杖	6.9
轮　椅	3.6
血压计	28.7
血糖仪	7.6
成人纸尿裤 / 护理垫	1.6
按摩器具	4.3
智能穿戴用品	0.4
护理床	0.5
其　他	0.5
都没有	21.7

选择率也达到 13.5%，明显超过其余选项，显示出了照料服务社会化的趋势
（表 37）。从照料者的年龄分层来看，主要集中在 50—69 岁年龄段，占比合
计达到 56.3%（表 38）。

表 37　最主要的照料护理者

单位：%

	比　例
配　偶	30.7
儿　子	23.2
儿　媳	4.2
女　儿	18.8
女　婿	0.8
孙子女	0.4

（续表）

	比　例
其他亲属	0.8
朋友/邻居	0.6
志愿人员	0.4
家政服务人员（保姆，小时工等）	13.5
医疗护理机构人员	0.6
养老机构人员	1.8
缺　失	4.4
合　计	100.0

表 38　照料者年龄段分布

单位：%

年　龄	≤49 岁	50—59 岁	60—69 岁	70—79 岁	≥80 岁	缺失	合计
百分比	9.5	28.3	27.9	11.1	8.1	15.0	100.0

进一步分析发现，在需要照料护理的老年人之中，18.5% 的老年人为单独居住者。而在这些独居老人之中，13.5% 的老年人无人照料，显著高于有同住者 5.4% 的比例，说明独居老人更容易陷入无人照料的困境（表 39）。

表 39　分居住模式老年人照料情况比较

单位：%

	有人同住	单独居住	总　体
无人照料	5.4	13.5	6.9
有人照料	94.6	86.5	93.1
合　计	100.0	100.0	100.0

再进一步分析发现，在独居老年人群之中，家人仍然是最重要的照料者，但依赖社会照料资源比例显著增高。本次调查的数据显示，在需要照料的老年人之中，由家人（包括配偶、儿女、孙子女及其他亲属等）照料的比

例合计为 78.8%，由社会力量（包括朋友、邻居志愿者及家政服务人员等）照料的比例为 16.8%；而在独居老人之中，由家人和社会力量照料的比例则分别为 58.5% 和 41.6%（表 40）。

表 40　独居老人照料者分布比较

单位：%

	总体	独居老人
配　偶	30.7	1.3
儿　子	23.2	28.6
儿　媳	4.2	1.3
女　儿	18.8	24.7
女　婿	0.8	0
孙子女	0.4	1.3
其他亲属	0.8	1.3
朋友 / 邻居	0.6	3.9
志愿人员	0.4	1.3
家政服务人员（保姆，小时工等）	13.5	26.0
医疗护理机构人员	0.6	2.6
养老机构人员	1.8	7.8
缺　失	4.4	—
合　计	100.0	100.0

同时，本次调查之中，有 13.7% 的受访老人表示家中还有其他需要照料护理的老年人。进一步考察这些老年人，从年龄分布来看，呈现两头多、中间少的格局，这说明，需要这些老年人照料的老年人多数为其父母或配偶（表 41）。这些老年人之中，由被访老人自己承担照料任务的占 65.0%。进一步考察这些自行承担了照料任务的老年人，女性占 50.7%，略多于男性，年龄分布以中低龄老人为主，随着年龄增长出现显著的降低，但是我们也发

73

现，在 80 岁及以上年龄段，仍然有 11.7% 的老年人需要照料护理其他的老年人（表 42）。而从年龄上而言，这些老年人即使身体状况良好，其身体机能状况也并不适合再承担照料护理这样高强度的劳动了。

表 41　家中有其他需要照料护理的老年人的受访老人分年龄段分布

单位：%

	比　例
60—64 岁	18.3
65—69 岁	12.8
70—74 岁	11.3
75—79 岁	9.9
80—84 岁	10.5
85 岁及以上	14.0
总　体	13.8

表 42　承担照料任务的受访老人分年龄段分布

单位：%

	比　例
60—64 岁	43.2
65—69 岁	23.2
70—74 岁	13.0
75—79 岁	6.8
80—84 岁	8.3
85 岁及以上	3.4
缺　失	2.1
总　体	100.0

（二）照料意愿

考察老年人的照料意愿，多数受访老人不愿意离开家居环境接受照料，表示希望在家里接受照料护理服务的占 61.0%；同时，表示"在养老机构"

和"视情况而定"的比例分别达到 11.2% 和 24.0%，这说明历经多年家庭照料功能社会化的变迁以及社会照料服务体系的发展，老年人对于未来的照料问题具有了较为成熟的认识和多元的选择（表 43）。与此同时，我们也发现，越是高年龄组的人群，在家的意愿越高；越是低年龄组的人群，表示"视情况而定"的比例越高，对于"白天在社区晚上回家"的模式的接受度也越高。这表明，高年龄组的老年人对于家庭环境的依恋度较高，而低年龄组的人群对于场所选择则更多表现出了灵活性和多样性（表 44）。

表 43　接受照料护理服务场所意愿分布

单位：%

	在家里	白天在社区晚上回家	在养老机构	视情况而定	小计
60—64 岁	54.5	5.1	12.7	27.7	100.0
65—69 岁	58.1	4.2	10.8	26.8	100.0
70—74 岁	61.8	4.0	9.8	24.5	100.0
75—79 岁	60.0	3.3	12.1	24.5	100.0
80—84 岁	72.4	1.9	9.7	16.0	100.0
85 岁及以上	75.8	1.1	10.2	12.9	100.0
总　　体	61.0	3.8	11.2	24.0	100.0

在愿意或可能愿意接受机构养老服务的老年人之中，对于价格的承受能力集中在 1000—2999 元之间，这一价格在上海显然只能勉强入住低端养老机构，而老年人的选择则明显是根据自身的养老金收入做出的，而非养老机构的市场价格（表 44）。

在对社区老龄服务的需求方面，需求比例较多的是助餐服务、上门做家务和上门看病，依次为 20.6%、28.3% 和 22.8%，显著高于其他选项，这些都是老年人在身体机能衰退之后，非常必需而难以独立完成的日常生活事

表 44 每月最多能承担的养老机构费用

单位：%

	比　例
1000 元以下	9.7
1000—1999 元	34.9
2000—2999 元	33.1
3000—3999 元	12.0
4000—4999 元	2.9
5000 元以上	2.7
缺　失	4.7
合　计	100.0

务，也恰恰是社区服务的重点所在，与此同时，我们也看到其他服务虽然需求比例不如上述三项服务高，但也有一定的需求量，表明老年人群的需求正趋多元化（表 45）。

表 45 社区老龄服务需求分布

单位：%

	比　例
助餐服务	20.6
助浴服务	7.1
上门做家务	28.3
上门看病	22.8
日间照料	8.0
康复护理	7.8
老年辅具用品租赁	4.6
健康教育服务	7.6
心理咨询 / 聊天解闷	8.6
其　他	0.4

分类考察老年人群对于社区服务的需求，发现单独居住和需要照料而无人照料者对于社区服务的需求度更高，尤其是无人照料者，对于各项社区服务的需求都成倍高于总体人群（表46）。

表46　社区老龄服务需求分布之一

单位：%

	总　体	独　居	无人照料者
助餐服务	20.6	27.4	51.4
助浴服务	7.1	11.4	29.7
上门做家务	28.3	39.7	54.1
上门看病	22.8	27.6	51.4
日间照料	8.0	10.2	40.5
康复护理	7.8	7.5	24.3
老年辅具用品租赁	4.6	6.2	18.9
健康教育服务	7.6	6.2	32.4
心理咨询 / 聊天解闷	8.6	11.8	29.7
其　他	0.4	0.8	2.9

再进一步分析发现，即使是传统上对社区服务需求度较低的人群，其服务需求也出现了增长。在不需要照料的老年人群之中，如果独居，其对社区服务的需求在助餐、助浴、上门做家务、上门看病、老年辅具用品租赁、心理咨询 / 聊天解闷等多个项目上也要略高于全体老年人群（表48）。而在需要照料的老年人群之中，即使是由家人照料者，其对社区服务的需求在各项目上都出现了较为明显的增长，其中增长幅度最为明显的是助浴和康复护理，而这两项均是需要一定的专业训练、技能或设备才能完成的，一般家庭照料者是难以胜任的（表47）。这表明，社区服务的受众面正在由少数特殊人群向全体人群扩散，需求正在从一般性生活照料服务向各专业类服务扩散。

表 47　社区老龄服务的需求分布之二

单位：%

	总　体	独居但不需要照料者	由家人照料者
助餐服务	20.6	26.2	28.1
助浴服务	7.1	9.1	18.6
上门做家务	28.3	34.6	44.2
上门看病	22.8	24.4	39.7
日间照料	8.0	7.2	17.4
康复护理	7.8	6.9	16.6
老年辅具用品租赁	4.6	5.2	9.0
健康教育服务	7.6	5.4	7.8
心理咨询 / 聊天解闷	8.6	10.6	11.8
其　他	0.4	0.7	0.3

四、对策建议

（一）加强健康管理，进一步完善社区卫生服务体系。

由于多数老年人患有一种及一种以上慢性病，同时在锻炼、体检、服用保健品等方面存在不足，因此，建议进一步增加预防和保健方面的措施，比如健康教育、慢性病监测、体检、运动指导、居所适老改造等，以有效减少和控制老年人因疾病而带来的意外和身体机能衰退，从而减少老年人的生活质量和医药费支出。同时，进一步完善社区卫生服务体系，让老年人有更好的就医体验。一方面要进一步扩充规模，减少老年人的就医排队时间；另一方面要进一步提升功能，包括在药物供应目录、医生力量配备、业务方面等，以更充分地发挥其社区健康服务功能。

（二）大力发展老年人群急需的生活辅助服务。

照料服务的社会化是一个大趋势，在此背景之下，应当大力发展社会照料服务，进一步提高服务的可及性、丰富服务内容和形式，满足不同老年人群的需求。社区服务方面，应以支持老年人独立生活为目标，着力发展老年人群急需的生活辅助服务，切实解决老年人群因身体机能退化而产生的生活不便，协助他们处于有质量的独立生活状态。同时，加强对于照料者的支持，以协助他们提高和维持照料能力。机构服务方面，应着力发展由政府支持的基本公共服务，以满足占老年人群相当比例的支付能力较弱的老年人的照料需求。

（三）普及社区无障碍设施建设，推进社区老年人家庭"适老性"改造。

对于老年人来说，特别是对年龄较大的老年人，对无障碍设施需求迫切。比如住在楼层高的行动不便、年龄较高的老年人，对爬楼机、电梯等无障碍设施需求急切。受此限制的老年人一年难得几次下楼，这一问题已成为老年人"下楼难"的大阻碍。因此，在老龄化程度越来越高的情况下，普及社区无障碍设施势在必行。此外，由于小区老旧，居住条件的恶劣给老年人的生活、安全带来了很大隐患。对家庭环境差、经济困难的老年人家庭中的厨房、卫生间开展适老性改造，是提升老年人生活品质、确保老年人安全的有效措施。要积极推进社区老年人家庭的"适老性"改造工程，让更多老年人受益。

报告来源：上海市老龄科学研究中心课题。

课题负责人：殷志刚，原上海市老龄科学研究中心主任。

课题组成员：金岭，硕士，上海市老龄科学研究中心助理研究员。

沈妍，硕士，上海市老龄科学研究中心助理研究员。

彭亮，博士，上海市老龄科学研究中心助理研究员。

袁楠，硕士，原上海市老龄科学研究中心实习研究员。

上海居民医疗健康状况调查

城市居民的生活质量不仅与经济发展水平息息相关，也涵盖居民的物质生活质量、精神文化质量、生活环境质量、医疗健康质量等方面。一个城市是否有积极健康、丰富多彩、服务人民的医疗救治和健康保健，可以从一个侧面来反映城市居民的生活质量。随着社会的发展、疾病构成的改变和老龄化社会的来临，如何充分利用城市卫生资源，有效提高城市居民的医疗健康质量，成为城市发展需要关注的重点。本调查旨在了解上海居民在2016—2017年度的医疗健康情况，并归纳其主要特征和问题，为更好地研究和设计医疗制度、促进全民健康提供参考。

一、研究框架

本次调查主要从医疗服务、健康保健和公共卫生三个维度展开（见表1）。

表1　上海居民医疗健康调查的维度与内容设计

医疗健康	医疗服务	看病情况、就医情况、就医问题等
	健康保健	体育锻炼时间、保健支出、个人健康程度
	公共卫生	防治开展率、途径便捷度、工作满意度

二、主要调查结果

（一）医疗服务

1. 排队时间长、多做检查、开贵药是当前上海医疗服务存在的主要问题。近年来，医改取得了重大的阶段性成果，但是跟老百姓的需求还有很大距离，"看病难"和"看病贵"的问题仍然存在，医患关系紧张现象时有发生。本次调查发现，排队时间长、多做检查、开贵药是居民在看病过程中遇到的主要问题。其中，以排队时间长最为严重（53.2%），其次是多做检查（36.2%）和开贵药（21.6%）。此外，检查太分散（20.7%）、医生不耐心（18.9%）、多开药（17.6%）等问题也比较明显（图1）。

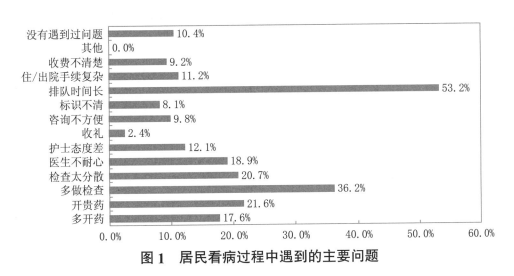

图1　居民看病过程中遇到的主要问题

近年来，国家不断进行医改，提倡简化就医流程，以解决看病难问题，但事实上看病"排队时间长"仍是最让人头疼的事。医疗机构排队等候时间长这一问题的改善不仅与政策制度有关，还与患者心理、医院的具体环境有关。有的疾病诊断过程繁琐，再加上医生问诊详细等，排在后面的患者自然觉得等候时间长。另一方面，身患病痛时，人们都希望尽快得到医治，主观上会对等候时间较为敏感，内心的焦躁情绪也会加重。因此患者在医院的感受普遍是"三长一短"，即挂号时间长、候诊时间长，取药时间长，看病时间短。另一方面，患者都希望去医疗水平最高的医院就诊，在不了解自己疾病轻重的情况下，选择大医院是最保险的做法，如此一来，社区医疗机构的水平难以提高，优秀医生不愿意去社区，形成恶性循环，大医院人满为患，不仅等候时间长，服务质量也难以保证。

2. 居民对医疗价格的满意程度不高。本次调查发现，在问到"您认为自己到医院看病价格是否合理？"时，回答"非常合理"的居民占3.5%，"比较合理"的占34.3%，"一般"的占35.3%，"不太合理"占24.6%，"非常不合理"占2.3%，近三分之一的居民希望医疗服务的价格能够进一步降低。

交叉分析发现，外地户籍居民对医疗服务价格的满意度相对较低。在外地户籍且无居住证的居民中，没有人认为目前的医疗服务价格非常合理，认为比较合理的也只有11.1%；在外地户籍有居住证的居民中，只有0.3%的人认为目前的医疗服务价格非常合理，认为比较合理的人数比例为26.9%。在本地户籍居民中，这两项比例分别为0.8%、35.5%。与此相应，在外地户籍且无居住证的居民中，40.7%的居民认为目前医疗服务价格"不太合理"和"非常不合理"，这一比例在外地户籍有居住证的居民中为29.0%，在本地户籍居民中为26.0%（表2）。这也部分地解释了外地户籍居民就医次数较少的原因。

表2　不同户籍居民对医疗价格的评价

（单位%）

	上海本地户籍	外地，有居住证	外地，无居住证
非常合理	0.8	0.3	0
比较合理	35.5	26.9	11.1
一般	37.7	43.8	48.1
不太合理	23.0	26.3	37.0
非常不合理	3.0	2.7	3.7

居民认为医疗服务中价格最不合理的地方，集中在检查费用（32.5%）、药品价格（21.3%）和专家挂号费（17.4%）。造成这种现象的原因，主要是因为目前医疗服务价格反映的不是医务人员劳动的实际成本，对绝大多数医院来说，财政投入仅够满足离退休人员的工资开销，无法体现医务人员的劳动价值。加之多年来药品指导价高于市场竞争价，高新技术的仪器设备价格市场化，公立医院便通过多卖药、卖贵药，多做检查、多用耗材等办法获得收入，弥补财政拨款不足，形成了以药补医现象。

3. 缴费率过高、报销比例低、公平性不够是现行医疗保障制度的主要问题。调查发现，居民认为现有医疗保障制度的主要问题是缴费率过高（47.2%）、报销比例低（44.4%）和公平性不够（36.5%）。认为"账户信息不明确"和"异地报销结算不便"的比例分别为 21.0%、14.4%（图 2）。

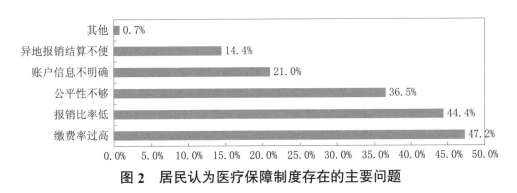

图 2　居民认为医疗保障制度存在的主要问题

近年来，随着医疗费用上涨和保障水平提高，医保基金中长期支出压力加大，居民医疗保险的巨额财政补贴风险正逐步显现。有观点认为，财政补助已经占到医保筹资总额的四分之三左右，居民医保存在"泛福利化"倾向，未来应逐步改变目前个人与财政筹资责任失衡的局面，建立财政补贴与个人缴费的合理分担机制。但是，从本次调查的数据来看，相当一部分居民并不支持上调医保缴费率。值得注意的是，从保障对象上看，相对于职工医保，居民医保是面向"不属于城镇职工基本医疗保险制度覆盖范围的中小学阶段的学生、少年儿童和其他非从业城镇居民"，也就是说，保障对象是没有独立收入、需要社会照顾保护的相对弱势群体。如果简单地大幅提高医保个人缴费比例，不仅会加重相对弱势群体的负担，也不符合维护弱势群体利益和社会政策要托底的社保原则。

4. 治疗效果、医疗费用、医生技能等方面的改善最受居民关注。对于当前的医疗卫生服务最应该改善的地方，居民选出的前三位治疗效果（42.1%）、医疗费用（36.5%）和医生技能（34.1%）。可见，居民对医疗卫生服务最为关注的还是它的核心，即治疗效果和医生技能，这是决定患者对医疗服务满意程度关键因素。此外，也有不少居民认为，在便捷程度（29.4%）、服务态度（31.0%）、就诊环境（18.5%）、工作效率（26.3%）、医疗设备（17.0%）、药品种类（19.4%）、服务内容（14.0%）、廉洁从医（9.0%）等方面也有待改善（见图3）。

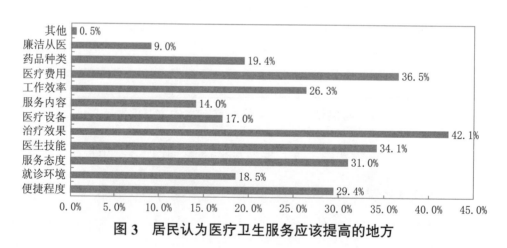

图3 居民认为医疗卫生服务应该提高的地方

5. 外地户籍居民就医次数明显低于本地户籍居民。进一步的分析发现，外地户籍居民就医次数明显低于本地户籍居民。外地户籍且无居住证的居民一年中从未去过医院的比例最高，达61.1%；外地户籍有居住证的居民一年中从未去过医院的比例为 43.8%，本地户籍居民一年中从未去过医院的比例只有 28.8%。换言之，六成以上外地户籍且无居住证的居民在过去一年中没有就医行为。在上海本地户籍居民中，50.4% 的人在过去一年中去过医院 1—3 次，在外地户籍有居住证的居民中，这一比例为 48.0%，在外地户籍且无居住证的居民中，这一比例下降至 24.1%。可见，85.2% 的外地户籍且无居住证的居民在过去一年中的就医不超过 3 次（表3）。

在问到"生一般疾病（如感冒、发烧、咳嗽等），您最初选择去哪一类医疗机构就医？"时，34.3% 的本地户籍居民选择了社区卫生服务中心或地段医院，15.0% 的本地户籍居民选择了区县级医院（二级），20.6% 的本地户籍居民选择了市级或国家级医院（三甲），27.7% 的本地户籍居民选择了"不就医，自己买点药吃"，1.9% 的本地户籍居民选择了"不就医，硬挺着"，选择去私人诊所和私营医院的比例分别都占 0.2%。这表明，本地户籍居民在生一般疾病时大多会选择去各级各类医疗机构就医，选择就医的比例达到 70.3%。

表3　不同户籍居民一年就医次数比较

单位：%

去医院次数	上海本地户籍	外地，有居住证	外地，无居住证
0 次	28.8	43.8	61.1
1—3 次	50.4	48.0	24.1
4—6 次	15.6	6.9	9.3
7—10 次	3.6	0.9	5.6
10 次以上	1.6	0.3	0

而在问到外地户籍居民同样的问题时，选择不就医的人数比例大幅上升。在外地户籍、有居住证的居民中，50.2% 的人选择"不就医，自己

买点药吃"，8.8%的人选择"不就医，硬挺着"，不就医的比例接近六成（59.0%）；在外地户籍、无居住证的居民中，50.0%的人选择"不就医，自己买点药吃"，27.8%的人选择"不就医，硬挺着"，不就医的比例接近八成（77.8%）（表4）。

表4　不同户籍居民的就医选择比较

单位：%

	上海本地户籍	外地，有居住证	外地，无居住证
社区卫生服务中心或地段医院	34.3	18.4	9.3
区县级医院（二级）	15.0	7.6	5.6
市级或国家级医院（三甲）	20.6	13.9	7.4
私人诊所	0.2	0.6	0
私立医院	0.2	0.6	0
不就医，自己买点药吃	27.7	50.2	50.0
不就医，硬挺着	1.9	8.8	27.8
其　他	0.1	0	0

　　显然，外地户籍居民就医次数较少，并不必然意味着他们的身体健康状况比本地户籍居民更好。出现这一情况的原因可能是多方面的。本地户籍居民对上海的医疗资源更为熟悉，对就医流程更为了解，到医院就医对他们来说比较容易；而外地户籍居民可能对医疗资讯的了解相对薄弱，到医院就医对他们来说会更为麻烦和复杂。这种信息障碍可能使他们选择不去医院。另外，本地户籍居民可能拥有更好的经济生活条件，并能享受更为全面的医疗保障，他们在生病时愿意到医院接受治疗；而外地户籍居民经济收入总体较低，又不能享受到同等的医疗保障，因此许多人会尽量避免到医院就医，以免带来经济上的负担。

（二）健康保健

1. 居民总体健康状况稳定良好。数据显示，约三分之一（32.0%）的居民一年中没有去过医院，近半数（49.3%）居民去过 1—3 次医院，14.1% 的居民去过 4—6 次医院，3.2% 的居民去过 7—10 次医院，1.3% 的居民去过 10 次及以上医院。这说明上海居民的健康状况总体稳定良好。

2. 50 岁以下居民平均每天锻炼时间不足 1 小时。数据分析发现，在 30 岁以下的居民中，每周无时间锻炼的比例是 20.0%，每周锻炼时间少于 1 小时的比例是 4.8%，每周锻炼时间在 1—3 小时的比例是 15.9%，每周锻炼时间在 4—6 小时的为 30.0%。换言之，有 70.7% 的 30 岁以下居民平均每天锻炼时间不足 1 小时。在 31—40 岁的居民中，每周无时间锻炼的比例是 25.7%，每周锻炼时间少于 1 小时的比例是 3.3%，每周锻炼时间在 1—3 小时的比例是 20.6%，每周锻炼时间在 4—6 小时的为 26.4%。即 31—40 岁居民中有 76.0% 的人平均每天锻炼时间不足 1 小时。在 41—50 岁的居民中，每周无时间锻炼的比例是 17.6%，每周锻炼时间少于 1 小时的比例是 6.3%，每周锻炼时间在 1—3 小时的比例是 19.7%，每周锻炼时间在 4—6 小时的为 32.5%。即 41—50 岁居民中有 76.1% 的人平均每天锻炼时间不足 1 小时（见表 5）。

表 5　不同年龄段居民每周用于体育锻炼的时间比较

单位：%

	30 岁及以下	31—40 岁	41—50 岁	51—60 岁	60 岁以上
无时间锻炼	20.0	25.7	17.6	18.9	4.9
少于 1 小时	4.8	3.3	6.3	5.7	0
1—3 小时	15.9	20.6	19.7	17.1	11.5
4—6 小时	30.0	26.4	32.5	10.1	14.8
7—9 小时	20.3	16.7	16.2	18.0	16.4
9 小时以上	9.0	7.3	7.7	30.3	52.5

在这三个人群中，大部分人是职场人士，尤其是 31—50 岁，无论是工作还是家庭都需要花费很大精力，他们的锻炼时间相较于退休的老年人群体必然会少得多。

3. 锻炼时间不固定。调查数据显示，36.4% 的居民没有固定的锻炼时间，23.6% 的居民喜欢周末锻炼，19.7% 的居民喜欢晚锻炼，只有 7.9% 的居民喜欢晨练。这样的选择也反映出上海居民的生活方式。在上海这样第一个国际大都市中，学习和工作的压力都相当大，生活节奏快，这些因素都使得居民很难有固定的时间来进行体育锻炼。同样，由于许多人早晚上下班的通勤距离较远，这也让晨练和晚锻炼的可能性降低了。因此，对于不少居民而言，只有周末还可以抽出时间来进行体育锻炼。

4. 家庭经济状况影响家庭健康保健支出。本次调查询问了近一年居民家庭中用于健康保健的支出（如保健品、健身设备、健康保险等）的数额，结果显示，支出在 1000 元以内、1001—3000 元、3001—5000 元、5001—10000 元、超过 1 万元的比例分别为 44.2%、26.7%、20.2%、7.3% 和 1.6%。这表明，居民在家庭健康保健方面的支出总体不高，近五成居民的每年的家庭健康保健投入不足 1000 元。

家庭健康保健支出与家庭年收入相关。家庭年收入越高的居民，在家庭健康保健上的支出也越多。在家庭年收入在 10 万元及以下的居民中，近六成（56.1%）的家庭健康保健支出不超过 1000 元，家庭年收入在 10.1—15 万元、15.1—20 万元、20 万元以上的居民中，这一比例呈下降趋势，分别为 50.5%、40.8%、31.8%。在家庭年收入在 10 万元及以下的居民中，家庭健康保健支出在 5000 元以上的比例为 4.0%，家庭年收入在 10.1—15 万元、15.1—20 万元、20 万元以上的居民中，这一比例呈上升趋势，分别为

4.1%、8.0%、22.7%。

（三）公共卫生

1. 网络新媒体成为居民了解流行性疾病的最重要途径。对流行性疾病的防治宣传是公共卫生服务的重要内容。过去，防治宣传工作一般通过广播电视、报纸杂志、海报传单等方式进行，如今网络和信息技术的飞速发展，互联网和各种新媒体已经取代传统媒体，成为居民获知流行性疾病信息的最重要途径。本次调查发现，居民获知流行性疾病（如禽流感、手足口病、流感等）信息的途径排序是网络（59.5%）、广播电视（47.9%）、微博或微信等新媒体平台（44.0%）报纸杂志（25.2%）、黑板报或电子显示屏（20.6%）（见图4）。可见，近六成居民都选择了互联网作为自己获知相关信息的最重要途径。

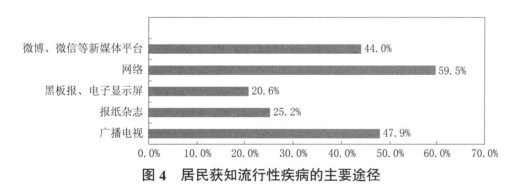

图 4　居民获知流行性疾病的主要途径

2. 流行性疾病宣传防治工作知晓度有待提升。本次调查发现，居民对流行性疾病宣传防治工作的知晓度有待提升。当问到"您所在社区是否开展春季流行性疾病（如禽流感、手足口病、流感等）的宣传与防治？"时，表示"知道"的居民不足半数（43.6%），表示"不知道，但社区肯定在做"的居民占35.1%，表示"不知道"的居民占21.3%。可见，有56.4%的居民不知道社区是否开展了流行性疾病宣传和防治工作，不过，其中多数人对社区工作持信任态度，说明上海市一贯以来的流行性疾病宣传和防治工作仍然得到了认可。

3. 居民对流行性疾病防治工作的满意度较高。本次调查发现，居民对上海流行性疾病（如禽流感、手足口病、流感等）防治工作的评价较高。表示非常满意、比较满意、无所谓、不太满意的居民比例分别为7.7%、80.7%、10.6%、1.0%，没有居民表示非常不满意，居民满意率达到88.4%。可见，上海的流行性疾病防治工作收到了实效，居民对其广泛认可。

三、对策建议

（一）进一步促进医疗资源均等化

要整合管理医疗资源分布，提高医疗服务可及性。相较而言，上海郊区的三甲医院优质医疗资源比市区要少。对于大型功能区和人口导入区，可通过市区共建的方式，引入三级医院优质医疗资源，由引入的三级医院负责提供管理、技术、人员等支持。对于一些医疗资源布局相对完善但优质资源相对薄弱的地区，可对有条件的医院加强软硬件设施的建设，经过评审后，提升该医疗中心等级。通过这样的方式，让郊区居民享受和市区居民同样的优质医疗资源，提高郊区居民医疗服务可及性，促进城乡医疗资源均等化。

要建立基层首诊、双向转诊、急慢分治、上下联动的分级诊疗格局，鼓励老人、儿童、孕产妇、慢性病患者等，在自愿基础上与基层全科医生、乡村医生等签约，接受基本医疗、公共卫生和健康管理等服务，鼓励二级以上医院医师参与签约，使居民获得更便捷的优质医疗服务。通过医疗卫生服务体系布局调整和各级各类医疗机构的功能完善，加强资源配置和使用的合理性，改善医疗卫生服务体系整体效率，以合理的卫生投入标准有效满足人民群众基本看病就医需求，为全面建设小康社会健康目标的实现提供体系保障。

（二）推动"互联网＋医疗"健康发展

医疗资源无法满足百姓就医需求，是导致"看病难、看病贵"的根本原因。当前，许多地方的"互联网＋医疗"初步实现了患者、医疗机构及医生、政府多方共赢，呈现广阔发展空间。"互联网＋医疗"就是运用互联网技术和载体，创新医疗服务模式，提高医疗服务效率，增强患者的获得感。通过"互联网＋医疗"，用远程医疗会诊技术，利用移动互联网，打破医患问诊的地域和时间限制，为更多用户带来智慧医疗便利。

建设"互联网＋医疗"，首先要加强总体规划。要把"互联网＋医疗"纳入医改之中，统筹考虑、协调推进，切实发挥互联网技术在推动医药体制改革方面的作用。可以试点互联网在对居民就诊中的导诊作用，由互联网来完成患者的"初诊"。积极探索互联网延伸医嘱、电子处方等网络医疗健康服务应用。其次，要建立互联互通的信息平台。充分利用互联网企业技术，推进各级医疗机构之间互联互通，推进医院、卫生行政部门、医保经办机构等的互联互通，推进民政、公安等部门与医疗卫生信息平台互联互通。最后，强化"互联网＋医疗"的法律监管。要完善相关法律法规，清晰界定健康咨询与医疗诊治的区别，要避免网上的医疗欺诈行为。加强信息安全监管，避免诊疗记录、病理资料等信息泄露，维护好患者隐私权。

（三）建立收入与支出相关联的医疗保障机制

当前"因病致贫"、"因病返贫"的情况时有发生，说明弱势群体覆盖范围很广，并非单纯是指贫困人群。尤其是在医疗保障领域，不能单纯考虑对象的收入情况，而应该进一步将收入、支出、疾病、职业、年龄等因素一同纳入考虑，并逐步将这些因素交叉结合，综合权衡，以确定优先重点人群，扩大保障对象范围。尤其是在目前信息系统高速发展、资产核查手段不断加强的情况下，核查保障对象的医疗费用负担能力完全可能。因此，建议在医疗救助制度中，逐步建立起根据救助对象医疗费用负担与其支付能力来确定救助对象的机制，由单纯的"收入型贫困"向"支出型贫困"延伸。

在现行制度框架下，外来人口总体的医保受益面窄，受益水平较低，保障不足。为提高医疗保障的公平性，一方面应进一步提高外来人口的薪资待遇，另一方面可考虑将医疗救助政策向外来人口适度倾斜。建立以家庭收入与疾病支出挂钩的原则，就可以优先拓宽外来人口救助对象及救助范围。同时，可通过支持外来人口参加补充医疗保险和商业健康保险方式，拓宽卫生筹资渠道。

（四）提高医疗保障中的财政支付水平

从全国来看，我国个人卫生支出占卫生总费用的比重相对较高，个人支出比例过大，政府和社会支出不足。从上海市来看，财政支出中每年用于非公费医疗的卫生支出比重也不高，高龄无保老人、退职回乡老职工、农保以及居民医疗保险医保报销比例都不高。本次调查也显示，不少居民认为医保个人缴费率过高。所以，未来上海市还要加大医疗保险的财政投入力度，建立健全医疗保险制度，使医疗保障费用随着居民的收入增长而增加。只有提高保障力度，减轻居民患病的经济负担，才能从根本上解决居民"看病贵"、"看病难"的问题。

（五）强化医疗机构内部管理

强化医疗机构内部管理，首先要加强医务人员技能培训，提高业务水平。医疗机构必须把提高医疗水平作为工作的中心。对年轻医师要加强业务能力训练，让他们在平时训练中巩固所学知识，熟练医疗操作，积累经验，扎实基础，为以后能提供更好的医疗服务做好准备。要提高医务人员的服务意识，加强与患者的交流沟通。由于医学的专业性，医患双方存在着严重的信息不对称，因此加强与患者的沟通十分必要。医院可以制定沟通制度，开展与患者的沟通活动，对医务人员进行沟通技巧的培训，并定期对医务人员服务态度进行监督与考核，积极构建医患合作型的医疗模式。

第二，加强对医疗制度的管理，如精简就诊流程、完善告知制度、加强对病案的管理、完善手术分级管理制度、完善医疗质量安全监控系统等。要加强医疗设备的管理。应根据医疗技术的发展，及时更新医疗设备，以提供更好的医疗服务；定期安排专门人员对医疗设备进行检查维护，以保障其能安全使用。

第三，要加大监督力度，完善医疗质量安全监控系统。各级医疗机构要设立专门的医疗纠纷处理科室，科室成员要做好安抚患者的工作，这样既可以有效地维持医疗秩序，又可以减少医患纠纷。

（六）推广健康保健知识与全民健身活动

首先，拓展信息宣传渠道，对不同人群有针对性地进行健康保健知识的宣传和指导。继续通过广播电视、报纸杂志、小区宣传栏、电子屏等传统媒介进行健康保健知识宣传，普及科学膳食、流行病预防、慢性病养护、季节养生等方面的知识；在社区发放健康保健知识小册子，开展健康保健知识有奖问答互动，提高居民的知晓率与参与率；进一步利用、开发新媒体的传播作用，通过手机短信、微信、微博等方式，推送年轻用户喜闻乐见的科学健身知识、体育锻炼场所预订等信息。尽量满足不同年龄、不同层次的居民的健康需求，提升宣传推广的有效性。

93

第二，拓展居民健身的选择。鼓励企业设计多种类型的在线健身产品，并扩大这类产品的知晓度，让更多的人有更多的选择。适当调整社区活动中心和体育场馆的服务时间，为居民健身提供便利。延长社区活动中心的开放时间，让上班族在下班时间也能到社区活动中心进行体育锻炼。增加体育场馆的公益开放时间，让居民充分享受身边体育公共设施的实惠，真正实现全民健身。

第三，继续举办大型全民健身活动，如马拉松、登山、徒步等，也可举办设置众多项目的健身节活动，节日期间公共体育场馆、社区公共运动场以及百姓健身步道向广大市民免费开放。让各个年龄段的人都能参与进来，真正做到全民健身、全民参与。

报告来源：上海社会科学院哲学社会科学创新工程"社情民意调查与公共政策评估"智库成果"2017年上海市民生民意调查"。

课题负责人：杨雄，研究员，上海社科院社会学研究所所长。

课题组成员：何芳，副研究员，上海社会科学院社会学研究所（执笔）。

上海市医联体建设内涵及思考

2017 年，国务院办公厅发布了《关于推进医疗联合体建设和发展的指导意见》[①]，上海市也印发了《关于本市推进医疗联合体建设和发展的实施意见》的通知，不仅从官方层面上再次肯定与推进医联体的发展，同时也掀起了关于医联体模式与内涵的大讨论。

医联体建设是实现分级诊疗模式的重要途径，虽然"医联体"与"分级诊疗"字面上分别侧重医院的"联"与病患的"分"，但两者的最终目的都是为了更合理的分配医疗资源，提高服务效能，从而促进医生的上下流动与病患的双向转诊，构建起有序且高效的就诊生态。目前，全国各地均开展了形式多样的医联体模式探索，包括县域医联体、专科医联体、远程会诊等，当前医联体建设多数以半紧密型或松散型的组织结构与纯医疗技术扶持为主，在带动基层医院医疗技术能力上成效显著，但就如何进一步提升基层医疗机构的综合能力与可持续发展问题上仍存在更多探索的可能性。

---

① 所谓医联体，主要是指将相对统一管理体制下不同级别、不同性质或者不同管理体制、不同隶属关系下的大中型医疗机构和基层医疗卫生机构进行优化整合，形成统一规范管理的服务模式，达到集预防保健、卫生服务、医疗救治全程服务一体化。一般表现形式是以二三级医院为龙头，联络基层医疗机构共同构成的横向或纵向联合体。

因此，本文提出在加强对基层的学科建设与人才培养的基础上，构建以多学科综合诊疗为核心的一体化诊疗思路，作为医联体建设的一种新的探索方向和内涵。特别是对于专科医院而言，与基层综合医疗机构的融合过程相对困难，唯有在扶持基层机构技术能力的基础上，将专科发展、学科建设的最新理念贯彻到基层医疗机构，才能将基层医疗机构的诊疗能力由"量变"到"质变"。

为此，我们总结了复旦大学附属肿瘤医院关于肿瘤多学科综合治疗理念在医联体单位中的推广与应用经验，以供各医联体建设单位借鉴参考。

一、医联体建设的现状与内涵

（一）医联体建设的现状

面对我国医疗资源总量严重不足且分布不均的现状，早在近十年前，各地就已经开展了医联体建设的有益尝试。其中比较具有代表性的是 2011 年上海首个"3 + 2 + 1"[①]模式的卢湾区医联体，2012 年上海首个采用"3 + 1"模式[②]的"上海市第一人民医院-练塘镇社区卫生院联合体"，同年北京在朝阳医院、友谊医院、积水潭医院等试点医联体，河南省也成立了郑州大学附属郑州中心医院区域医联体。2013 年 1 月，全国卫生工作会议中明确提出了"要积极探索和大力推广上下联动的医疗联合体体制机制"。这是在国家层面上正式提出了这个概念，自此全国各地掀起了医联体构建的热潮。

对上海地区而言，早在 2010 年就曾下发《关于本市区域医疗联合体

[①] 医联体"3 + 2 + 1"模式：即通过三级医院、二级医院、一级医院（社区卫生服务中心）纵向整合，建立三级联运的医联体。
[②] 医联体"3 + 1"模式：即三级医院与一级医院（社区卫生服务中心）直接合作，下沉优质资源，建立医联体。

试点工作指导意见》，开始试点上海本土的医联体建设，在 2016 年至 2020 年的医药卫生体制综合改革方案中，亦对"开展区域性、学科型医疗联合体等改革探索"予以鼓励。2017 年，上海市进一步印发了《关于本市推进医疗联合体建设和发展的实施意见》的通知，肯定医联体建设是促进优质医疗资源下沉、提升基层医疗服务能力、提升医疗服务体系整体效能的重要举措，是推动建立合理有序的分级诊疗模式的重要内容，并从指导思想、基本原则、工作目标、组织模式、具体任务等方面，细化了医联体建设工作的内容，为全市医联体提供了较为系统、明确且具有可操作性的建设方向。

除了由综合性医院牵头构建的区域性医联体以外，近年来上海专科医联体建设也已取得明显成效，例如上海市东、南、西、北、中五大"儿科医联体"、复旦大学妇产科联合体、龙华医院与徐汇区组建中医联合体，还有由复旦大学附属肿瘤医院牵头构建的肿瘤防治一体化医联体等。在医联体内，病患可以享受基层医院与三甲大医院之间的专家坐诊、双向转诊、远程会诊等便捷与优质的诊疗服务。可以说，在未增加国家投入的同时，医联体在一定程度上缓解了"看病难"的社会问题。

（二）医联体建设存在的问题

医联体有多种合作方式，目前普遍归纳为三种最具代表性的模式：一是改变所有制关系的紧密型医联体，即取消原医疗机构的独立法人地位；二是基于契约关系的半紧密型医联体，未打破原有的所有制关系和资产属性，属于技术协作关系；三是单纯以患者上下转诊为基础的松散型医联体，内部之间的联系度不高。根据上海市关于医联体建设和发展的实施意见，上海的医联体也分为紧密型和松散型，前者需要整合经营管理权、资产使用权并以总单位进行医保资金总额预付，后者则是各机构独立运行，共享人才与医疗资源。有学者对改革前后医院综合效益的分析显示，几种联动模式下的医院综合效益都有提高，且紧密型、半紧密型与松散型的效益提升依次递减。

紧密型医联体建立在所有权和资产整合的基础之上，实行人、财、物的统一管理，更似一个整体，捆绑彼此的利益，有利于沟通与业务的开展，固然能带来最大效能。但在实践中，要突破长期形成的医疗体制阻力较大，较难平衡不同层级医院间的利益与风险。因此，目前医联体多数还是以半紧密型与松散型为主，在技术提升上取得了显著的效果，但也仍存在不少可以进一步优化的可能，例如成员单位之间沟通不畅、信息系统互不兼容、诊疗信息不能互通共享、医疗质量和检查结果标准不统一、单位之间的收益分配不均、上转容易而下转难等。

本文认为医联体建设中最重要的关键点就是大医院的"难下沉"，具体表现在医生下派与病患下转。对三级医院医生而言，由于工作量一直处于超负荷状态，下派医生力不从心，更有反馈基层病患人数少，使得下派专家资源不能得到充分利用。对病患而言，出于对高质量医疗资源的需求，双向转诊易出现"转得上，却下不去"的局面。

长此以往，"难下沉"限制了医联体的进一步发展，各医院间处于一种相互封闭的竞争状态，会逐渐显露出大医院主导与垄断的特性，导致成为另一种形式的单体扩张，产生大医院对病患的虹吸效应[①]，抑制了基层医疗机构变强大的动力，甚至弱化为医联体的附属品。

① 虹吸效应：物理上原本指由于液态分子间存在引力与位能差异，液体会由压力大的一边流向压力小的一边。现实中多指在特定项目中，既有资源会更多地向主导地区或主体倾斜，进而可能导致"强者愈强、弱者愈弱"的局面。

（三）医联体建设的内涵和意义

深究大医院"难下沉"、上下级医院难兼容的阻碍，本文认为其中一大主要原因就是高级别医院在亚专业上分科较细，而基层医疗机构受限于医院软硬件、医疗人才不足与病源构成等实际情况，并不具备专业细分的条件，因此导致大医院高级别医生的高度专业化诊疗方式在基层并不适用。这一阻碍在专科医联体的构建过程中表现得尤为明显，例如对肿瘤专科领域，业内普遍认可的细分亚专业科室、多学科综合治疗理念与多学科团队工作模式在基层医疗机构较为陌生，如何将全新的、高效的医疗理念本地化、基层化，对专科医联体的建设而言，是一个非常值得探索的议题。

正如国家卫生计生委马晓伟副主任指出，"要约束大型公立医院不合理扩张，推动医院通过纵向资源整合而非单体规模扩张提高效率，提升水平"。医联体建设的本质不是大医院的跑马圈地，而是要以构建分级诊疗制度为出发点和落脚点，上级医院在医联体内发挥的是引领示范作用，且最重要的是"强基层"，发挥对基层的技术辐射和带动作用，整合与利用基层现有的资源。如果不因地制宜地调整医联体的建设重点并适应基层需求，只是一味地派遣高级别医疗机构的医生到基层坐诊、手术，对于服务更多当地病患与提高基层医疗机构医生的诊疗能力是有限的。基层医疗机构也不能一味地依托三级医院，而是要积极派遣医务与管理人员到大医院进修、培训和挂职锻炼，以"人"促发展，让当地人才有机会去吸纳更新的医学理念、操作模式与管理思维，从而提高医疗服务的质量，获得病患的信任，从而把更多适宜病源留在当地，达到优化医疗资源配置的目的，这才是医联体建设的真正内涵与意义。

本文认为若能从整体上改善基层医疗机构的诊疗模式和医生的诊疗思

路，并辅以具有针对性的医师团队指导建设，将在很大程度上提高当地的诊疗效率与水平。以肿瘤专科医联体建设为例，在与合作基层医疗机构全面对接的基础上，主要就以推广与普及专科化多学科综合治疗理念为核心抓手，通过资源整合、技术协作、人力与团队的输出，切实提高基层医疗机构的诊疗思维与能力，从而发挥基层医疗机构的作用，最终逐步推动专科领域的分层诊疗和双向转诊。

二、肿瘤专科医院在推进医联体内涵建设的经验

复旦大学附属肿瘤医院作为肿瘤专科医院，积极推进肿瘤专科医联体建设，先后成立了肿瘤防治一体化医联体和病理诊断医联体，形成与区域医联体的补位发展模式，卓有成效。

肿瘤专科医联体是以学科建设为核心，依托信息系统为支撑平台，重点推广多学科综合治疗模式、多学科医生团队的医疗技术与管理方式，是以人才培养与亚专科建设为纽带的新型协作组织。肿瘤专科医联体坚持政府主导，在区域卫生主管部门的指导下，结合当地资源结构与布局和群众健康需求，通过在定点二级医院内有选择性地建设肿瘤亚专业学科分中心，并让优质的多学科专家团队在平台上开展业务，为区域内人民群众提供优质的医疗服务和全程健康管理，从而实现区域肿瘤防治的目标。这是对目前上海市推行的"1＋1＋1"模式[①]的有效拓展，将最大限度满足人民群众在家门口得到优质专科医疗服务的需求。目前，成员单位已覆盖上海五区11家及江苏省3家医疗机构。

---

① 上海"1＋1＋1"模式：即居民可自愿选择一名家庭医生签约，同时从全市范围内选择一家区级医院和一家市级医院进行签约。

在专科医联体的建设过程中，关键就在于推进肿瘤多学科综合治疗理念，即将肿瘤多学科综合治疗模式输出到各医联体合作单位，下面将分别从人才培养、专业输出、技术辅助这几大方面，论述专科医联体提高基层医疗机构治疗理念和水平的经验。

（一）人才培养：柔性交流与亚专科培训

一个医疗服务机构水平的核心在"人"，医务人员医疗理念与技能的提升是病患流动的前提条件，只有重视人才的培养与医联体内的柔性流动，才能真正在基层逐步推广肿瘤多学科综合治疗理念。因此，专科医联体强调对当地医生的培养与多学科医师团队的建设，尝试建立肿瘤学科人才终身培养、流转与管理的体系，以此加强基层医疗平台的人才储备，提高科室活力，这样才能真正地"喂养"好体系内的基层医疗机构。

专科医联体要求区域定点二级医院选派内科、外科及辅助科室的医护人员到肿瘤医院进修，医护人员的管理权还在原有医院，医联体提供的则是增量服务，并不会打破原有医院的人员建制体系。进修的主要目的是亲身来肿瘤医院实地深入学术情境之中学习与感受，建立多学科综合诊疗的理念，深入学习横向覆盖范围广、纵向挖掘内容深的多学科综合治疗体系，并在短时期内集中提高肿瘤诊治水平，为当地肿瘤亚专业分中心的建设打下人才基础。至今，来自十余所专科医联体合作医院的医护人员，共计超过 50 名，来到肿瘤医院开展长期进修与短期参观学习，科室涵盖乳腺外科、头颈外科、放射科、泌尿外科、妇科、胃外科、大肠外科、核医学科、内科、护理部、麻醉科、放疗科、手术室、放射诊断科等临床与医技辅助科室，并在各科实地参与到肿瘤多学科团队的日常工作。

此外，对于区域一级社区卫生中心的全科医生，专科医联体则以肿瘤规

101

范化防治课程为切入点，辅以多学科综合治疗理念的科普，通过开展集中的短期培训，提高全科医生的专科化水平。师资来自肿瘤医院选派的 20 名副高以上专家，内容涉及肿瘤筛查技术、康复随访、疼痛管理等多方面。目前，在区域卫生计生委与医学会的牵头协调下，专科医联体已按预期在宝山区与金山区顺利完成全科医生肿瘤专科培训班，区域内所有社区卫生中心都选派全科医生参与，最终宝山区有 62 名、金山区有 59 名全科医生通过结业考试。

（二）专业输出：基层医疗机构亚专科分中心建设

在人才培养的基础上，肿瘤专科医联体建设的首要任务就是针对当地最迫切的需求，开展基层医疗机构的肿瘤亚专科分中心建设，致力于为基层提升专科重大疾病的救治能力和技术水平，推进区域内肿瘤专科整体同质化服务水平，并按照上海市推进医联体建设意见中的基本原则："业务相关、优势互补、双向选择、持续发展"等的要求，为在基层推广多学科综合治疗模式构建好实际运用的平台。

亚专业的选择上，在充分尊重医疗机构间合作意愿的同时，一方面参考当地肿瘤病种历年发病率、死亡率与流行病学情况，另一方面充分考虑当地基层医疗机构各科室的均衡发展，权衡强弱学科或相对具有发展特色的科室情况，尽量在不破坏当地医院现有机制的前提下，突出特色，结合优势，同时避免重复建设，以此盘活区域内的存量医疗资源（包括病房和人员），协助基层医疗机构提供增量的肿瘤治疗服务。

以宝山区肿瘤专科医联体为例，根据两家定点医院的重点亚专科建设计划，在仁和医院打造甲状腺、乳腺肿瘤分中心，在罗店医院打造妇科、泌尿肿瘤分中心，医联体则根据建设需求，有针对性地选派优秀的肿瘤多学科团队去当地开展医疗业务指导工作，通过开设专家专病门诊、带教查房、带教手术等方式，协助已经进修归来的医生团队，就地运用肿瘤多学科综合治疗的模式，带动两院相关学科的发展，从而实现区域内肿瘤患者的全程一体化同质化管理。

2016 年底仁和医院成立甲状腺乳腺外科二级科室，开放 10 张床位，由自肿瘤医院进修回来的三位医生组成亚专科的团队管理，同时开设头颈外科、乳腺外科、肿瘤综合三个专病门诊。罗店医院则在肿瘤医院专家的领衔下，集合当地科室骨干与进修过的人才共同组成亚专科团队，共开放床位 25 张，同时开设妇科、泌尿外科专病门诊。亚专科分中心成立不到一年的时间里，两家医院相关亚专科肿瘤手术完成超过 100 例，较医联体合作开展前有了很大程度上的突破。

（三）技术辅助：信息系统的全面对接与远程多学科会诊

限于目前大医院优质医疗资源的紧缺，随着医联体合作单位的增加，多学科综合治疗团队的实地外派时间毕竟有限，因此就需要技术的辅助，利用信息系统的建设与对接，实现大数据的云端共享，并积极响应本市对"鼓励三级、二级公立医院发展面向基层、对外合作帮扶欠发达地区的远程医疗协作网，提供远程会诊、远程影像、远程病理、远程心电诊断服务"的号召，从而落实医院间的良性互动，医疗资源的统一调配，将先进的多学科综合治疗理念与管理模式尽可能地延伸和应用到基层医疗机构内。

肿瘤专科医联体着重强调信息平台的打通，这是医疗联合体长期共赢体系建立的重要途径，比如号源的下放、随访数据的回传、远程会诊的实现、数据分析集成、网络安全预案、医院间数据流转等，都需要以互通的数据信息平台作为支撑。

在信息系统对接与病患数据双向传输的基础上，肿瘤专科医联体内多学科综合诊疗理念推广的另一项措施就是开展多学科远程会诊服务，借助通信与视频技术，实现实况讨论画面与会诊结果的在线传输，对于医联体内合作医院的病患而言，可在同一时间享受肿瘤医院多学科团队多名专家的联合会诊。对于当地医生而言，远程会诊采用会诊双方医院医务人员病历讨论的形式，在给出病患治疗方案的同时，可以提高基层医务人员的多学科综合治疗理念和技术水平。

这类案例有：医联体内的江都区人民医院，通过远程多学科服务平台，顺利完成了多例远程多学科联合会诊。某次视频会诊的现场，来自泌尿多学科团队的 15 位专家共同参与，科室覆盖泌尿外科、化疗科、放疗科、病理科、核医学科等。专家们共同讨论，根据病患的实际情况，给出了可选的进一步治疗方案建议，不仅降低了外地病患的舟车劳顿之苦，还能在最短的时间内，花最少的钱，跑最短的路，就享受到国内知名专家系统、权威且个性化的诊疗服务。同时，虽然只有短短的半小时视频时间，但来自不同科室的专家集中讨论，让合作医院亲身参与的多学科讨论模式，有助于当地多学科诊疗理念的接受和推广。

三、医联体内涵建设的思考与建议

（一）推广多学科综合治疗模式，提高基层医疗机构综合医疗水平

多学科综合治疗模式通常指由多个临床、诊断以及相关辅助学科构成的固定的工作组，针对某一器官或某种疾病，开展定时定期的临床讨论会，并提出适合病患的个体化临床治疗方案。目前，多学科工作模式已经被大多数国家的医院采用，其无论对于推动学术能力的提高，还是对于提高医疗服务

水平、为病患提供最好的优质服务都有益处。特别是在肿瘤治疗领域内,多学科综合模式被认为是肿瘤诊疗最具推广意义的治疗模式,可最大限度地发挥各学科专长、加强学科协作,对于肿瘤病患的规范化、个体化治疗具有不可替代的重要作用。多项研究表明,经过多学科综合治疗的病患生存率高于相同疾病状况下常规诊疗的病患生存率。自 2005 年,肿瘤医院在国内率先开展肿瘤多学科诊疗服务,经过十余年努力,现已发展为拥有 14 个专业的多学科综合协作团队,逐渐构建了一套卓有成效的管理体系,并成为国内诊治病种最广泛,诊治经验最丰富的肿瘤治疗中心之一。

对于专科医联体而言,建设宗旨是合作与共赢,即三级医院在坚持社会效益与公益性的基础上,应努力逐步实现适宜肿瘤治疗技术的属地化开展,并将更多精力投注到高精尖新技术的研发与成为专科医疗技术人员培训的摇篮;基层医疗机构则要培养起同质化医疗服务团队,用当地优质的医疗人才来留住本地的病患,而非完全依赖于上级医院名医的品牌效应。

为实现这一医联体建设目标,且避免上下级医院由于治疗理念与模式差异所导致的"大医院难下沉"、"基层医疗机构难兼容"的情况,在肿瘤专业领域纵向整合各级医疗资源的过程中,就有必要逐级推广多学科综合治疗模式,让多学科治疗团队成为医院的"代言人",特别是在基层医疗机构人员短缺的背景下,以多学科综合治疗团队的建设为抓手,针对医生综合治疗理念的培养和医疗技术的专科培训,可以提升基层医疗的服务理念,并让各科医生发挥所长,从而提高基层医疗机构的综合医疗技能与诊疗效率,带动整体医院的发展。

105

（二）强化多学科综合治疗理念,推进基层医疗机构转型发展

肿瘤专科医联体在构建与推广的过程中发现,通常基层医疗机构学科建

设比较欠缺，且各个科室之间的设置与水平参差不齐，特别是在专业化程度非常高的肿瘤放疗、化疗和手术科室方面，往往没有清晰界限。这就导致在实际操作过程中，外科医生承担了化疗职责，或放疗科与外科缺乏信息的有效沟通，存在科室之间互相推诿、病患或过度诊疗的情况。同时，在基层医疗机构内的医生又往往由于专业知识受限，大部分医生不具有其他专业的知识，导致病患诊疗效果差异明显。肿瘤病患往往需要综合外科、放疗科、化疗科等各个学科开展综合治疗，特别是基层医疗机构面对的往往是长期肿瘤病患的放化疗，因此在基层医疗机构开展多学科综合治疗理念具有重要意义。

限于自身现有的软硬件水平与病患总量情况，基层医疗机构很难在短时间内大幅度调整与改善整体医疗建制，因此，为了满足广大当地病患对优质医疗服务的需求，尝试学习与接纳新型医疗服务思路与工作模式，不失为一种更加灵活、柔性的医改方向。对于基础相对薄弱的基层医疗机构而言，构建多学科综合治疗模式的重点可以放在培育或健全学科上，先尝试建立亚专科的概念，如果医院硬件设施（如病区、病床）较难调整，无法划分出单独的区域空间作为肿瘤专科病房，就可以将建设的重心就放在医师团队的打造上，尝试将相同科室的不同人按专业和特长进行划分和整合，初步形成手术、放疗、化疗相对独立的专业基础。

基层医疗平台在发展遇到瓶颈、急需谋求突破之时，如果根据自身实际需求，选择多学科综合治疗的新理念，在与肿瘤医院的合作共建过程中，通过实行肿瘤分中心管理、亚专科多学科联合建设、临床医疗和技术应用等资源的共享，可以促进自身在肿瘤预防、筛查、诊治与康复等全程管理过程中水平的提高，并逐步改善基层医疗机构的诊疗模式，建立科学的多学科综合治疗理念。这不仅可以更好地服务当地百姓，同时，借助肿瘤这一日趋重要的特色专科与多学科诊疗所带来医疗服务质量的提高，再辅以具有差异化的亚专科特色，可以逐步使基层医疗平台成长为区域肿瘤防治中心，从而真正地实现转型，并在日益激烈的竞争中继续前行。

报告来源：复旦大学附属肿瘤医院专科医联体建设策略研究课题。

课题负责人：吕力琅，副研究员，复旦大学附属肿瘤医院副院长、上海市质子重离子医院副院长。

课题组成员：秦悦，研究实习员，复旦大学附属肿瘤医院。

卢建龙，助理研究员，复旦大学附属肿瘤医院。

顾化民，助理研究员，复旦大学附属肿瘤医院。

建立健康融入所有政策的体制机制

一、"健康入万策"研究的背景与必要性

（一）"健康入万策"是建设健康中国的必要举措

在 2016 年 8 月全国卫生与健康大会上，习近平总书记提出：没有全民健康，就没有全面小康。要把人民健康放在优先发展的战略地位，以普及健康生活、优化健康服务、完善健康保障、建设健康环境、发展健康产业为重点，加快推进健康中国建设，努力全方位、全周期保障人民健康，为实现"两个一百年"奋斗目标、实现中华民族伟大复兴的中国梦打下坚实的健康基础。同时要"将健康融入所有政策"。党的十九大又提出了健康中国战略，视人民健康为民族昌盛和国家富强的重要标志。其中涉及关于健康的方方面面，如要完善国民健康政策，为人民群众提供全方位全周期健康服务；深化医药卫生体制改革，全面建立中国特色基本医疗卫生制度、医疗保障制度和优质高效的医疗卫生服务体系，健全现代医院管理制度；加强基层医疗卫生服务体系和全科医生队伍建设。全面取消以药养医，健全药品供应保障制度；坚持预防为主，深入开展爱国卫生运动，倡导健康文明生活方式，预防控制重大疾病；实施食品安全战略，让人民吃得放心；坚持中西医并重，传承发展中医药事业；支持社会办医，发展健康产业；促进生育政策和相关

经济社会政策配套衔接，加强人口发展战略研究；积极应对人口老龄化，构建养老、孝老、敬老政策体系和社会环境，推进医养结合，加快老龄事业和产业发展。这些讲话和有关原则，已经体现出健康在中国发展中的核心显著地位，并成为发展的最重要表现内容。也是"健康入万策"内涵的具体体现。

2016 年 11 月，第九届全球健康促进大会在上海召开，会上发表了《2030 年可持续发展中的健康促进》的"上海宣言"，并确定了健康在未来发展中的核心位置。健康作为一种普遍权利，是日常生活的基本资源，是所有国家共享的社会目标和政策优先策略。这一思想在联合国人类发展指标中也有具体体现，预期寿命作为人类发展指标的三大核心要素之一，与教育均等化和经济发展一起成为衡量世界各国发展的标准，而且这标准越来越多地为世界各国所承认。在中国已经确立的可持续发展和共享发展成果的目标方针下，这一倡议具有特别重要的现实意义。与此同时，中国政府已经颁布了中国 2030 年的健康发展规划，强调健康优先。把健康摆在优先发展的战略地位，立足国情，将促进健康的理念融入公共政策制定实施的全过程，加快形成有利于健康的生活方式、生态环境和经济社会发展模式，实现健康与经济社会良性协调发展。同时，在这样的背景条件下，上海也推出了《健康上海 2030 规划》，确定到 2020 年，城市公共政策充分体现健康理念，建立与上海经济社会发展水平相适应、与城市功能定位相匹配、以市民健康为中心的整合型健康服务体系，健康基本公共服务更加优质均衡，多层次健康服务和健康保障体系进一步完善，绿色安全的健康环境基本形成，健康产业规模和质量显著提升，基本实现健康公平，居民健康水平进一步提高，成为亚洲医学中心城市、亚洲一流的健康城市。这些规划与实践和党中央新时期的发

109

展目标内容一致，也与世界发展的目标与实践一致。而建立一个强有力、持续、稳定、有效的体制机制，便成为实现以上这些目的，实现"健康入万策"的长期制度性保障。

（二）"健康入万策"体制机制建设是上海发展的需要

世界、中国和上海，在"健康"作为社会福祉、社会正义和社会公平的最终体现上形成了一致的观点与方向。在健康事业发展上一直走在前列的上海，健康进入各项政策的条件已经具备，促进和保障健康将成为上海制定公共政策的核心价值衡量支点，并成为政府向全社会提供最大、最公平和人人需要的公共产品。

从广义上讲，国家制定的各种公共政策和各个有关部门都与健康有关，经济发展、法治秩序、社会保障、公共服务、环境治理、食品安全、文教体育、公共卫生、文化娱乐、出版媒体等，无一不包含着促进人们身心健康的相关因素。在2016年上海召开的全球健康促进大会上，会议指出了当前对于健康发展的最重要的至关因素：政府在防止不可持续的生产与消费所带来的有害影响方面负有根本责任，不要将经济利益凌驾于人们的健康之上；充分认识健康素养作为决定因素，需以公平享有优质教育和终身学习为基础，通过学校课程，并在整个生命周期内不断发展健康技能和能力；城市是健康可持续发展的最有效标志、健康发生和提高的空间，要通过加强社区参与提高社区不同人群的知识和技能，以人民健康和社区和谐为核心，重新调整医疗卫生和社会服务方向，实现公平最大化；要解决农村人口快速流向城市、经济停滞、高失业率和贫困、环境污染等一系列问题，并努力解决贫困人口的健康服务问题；优先实施能够为健康、福祉和其他城市政策创造共同利益的政策，充分利用社会创新和交互式技术；通过发挥数字技术的潜力，增强公民对自身健康及健康决定因素的控制；通过价格政策、透明化信息和清晰的标识，确保消费环境有利于健康选择。以上这些关注的都是作为社会管理者的政府机构、社会团体和企业组织在健康事业发展中的社会责任与义务。其涉及的方面显然已经超出了传统的医疗卫生事业，也超出了已有有关人民健康发展的教育、体育、康复等有关事项，更是延伸到了环境、食品、居住、劳动条件、社会保障等各个方面，甚至包含了健康意识、生活方式和法律体系等更高的制度性、文化性领域。

众所周知，由于环境污染、人口老龄化、疾病谱改变等因素，中国社会正背负起严重的疾病负担。中国拥有全世界最大的肝炎、高血压、糖尿病、慢阻肺、肝癌、食道癌等患者人群。据国家癌症中心公布的最新数字显示，2013年全国新发恶性肿瘤病例约368.2万例，死亡病例222.9万例。传染病危险因素远未消除，慢性病又呈现出井喷式增长势头，疾病治疗成本高昂。这种状况不改变，将吞噬国民经济和社会发展的成果，影响人民生活水平的提高。

因此，健康问题并不只是"卫生部门"的"专利"。"健康入万策"，意味着各级政府在制定经济社会发展的各项政策时，应以人民为中心，把人的健康放到优先位置，贯彻到各方面和各部门政策制定、实施、分析、评估的全过程，促进健康福祉的全社会、全人群、全生命周期覆盖。换言之，任何部门在出台任何政策前，都要先考量一下：这项政策将产生怎样的"健康效应"？

在"大健康"施政理念的引领下，经济、环保、绿化、教育、体育等部门的工作将成为健康促进的新增长点：能源和产业结构的调整将更有利于人群健康，环保政策的实施要更有助于控制危害健康的不良环境因素，公园绿地的增加将更好改善居民休闲健身生活的质量，健康教育将纳入国民教育体系并从"娃娃抓起"，体育资源将更多用于群众性健身运动……拿身边事说，黄浦江两岸45公里岸线公共空间贯通后，一个重要功能就是成为申城市民的健身大道。

"健康入万策"不仅对政府各部门有要求，对企业和民众也有要求。企业在追求利润的同时，要确保不把商业利益凌驾于人们的健康之上。这就意味着产品要符合卫生、安全、健康的标准，同时也要重视职业卫生，做好职业防护，要更多关心员工的身体健康，让员工少加班。民众是健康促进的主要受益者和参与者。许多影响健康的疾病说到底是"生活方式病"，是由不良生活方式造成的。民众要提高健康素养，改变不良生活方式，摒弃健康陋习，崇尚低碳、环保、绿色的生活，践行"合理饮食、适量运动、戒烟限酒、心理平衡"四大健康基石，"日行一万步，吃动两平衡"，把健康生活的金钥匙牢牢掌握在自己手上。

"健康入万策"同样对卫生部门提出了更高要求。医学界要成为健康理念与政策变革、创新的发起者和推动者，要改变以往重治疗、轻预防的做法，把更多资源用到公共卫生和预防保健上，补好康复、老年护理、儿科服务、精神卫生等短板，构建科学、合理的医疗卫生服务体系。医生在开好刀、治好病的同时，还要致力于医学科普和健康理念传播，让市民少生病、晚生病、不生病。

世界卫生组织在考察上海健康事业发展的过程中，总结出了"政府主导、多部门合作、民众参与、社会共治"的健康促进上海经验，这个经验已经很好地表述了"健康入万策"的理念和具体内容。在此基础上如何形成政府、事业单位、企业、社会组织、民众和医学界等众多方面同心协力的纽带与长效工作机制，通过共同努力，达到"健康入万策"的公共目标，使健康生活人人共建，人人共享，便成为一个最关键的问题。

二、"健康入万策"体制机制研究的内容与方式

（一）研究及实现目标

以上各个方面，表述了"健康入万策"的核心内容和意义。根据以上的"健康入万策"重要性、必要性的有关表述，上海"健康入万策"体制机制建设和完善的研究及实现目标如下：

1. 从现有上海健康事业的发展现状中确定上海未来健康发展的重点和目标，在上海历年健康统计和市民调查数据中发现上海健康发展的长期趋势、存在问题、改进条件和责任分布，以此确定未来上海健康发展的中心、重点和结构构成。同时在社会民众对健康状况评价和期待中确定发展的重点和方向。

2. 在以上的基础上，建构促进上海健康发展的制度和运行机制，制度机构包括政府机构、社会团体、企业单位，公民在健康发展中的作用地位体系，运行机制包括协同机制、落实机制、监督机制、考核机制和考核指标等。

3. 在现有的上海城市区域健康状况评估的基础上，确定未来三年和2030年的上海健康城市发展指标，以综合性指标为主，独立性单项指标为辅的方式实现审核上海健康发展的水平和制度性结果。以便在变动的过程中把握"健康入万策"状况特点的变动和目标调整。

（二）研究途径和主要目的

1. 汇总收集多年来上海健康发展评估的有关资料，分析有关资料中上

海健康发展的特点、趋势、缺陷和不同方面的相互联系，尤其是将上海健康城市数据有关资料进行统计分析，找出短板、发现缺陷，有的放矢地确定未来三年上海健康发展的主攻方向和任务目标。

2. 召开有关座谈会，请多年从事上海健康发展工作的有关方面人员介绍此项工作的现有体制机制状况，听取他们对有关体制机制的评价和建议，使未来设计中的体制机制更能够适应上海未来健康发展的需要。

3. 进行一定规模的市民问卷调查，从中认识了解上海市民对当前上海健康发展状况和水平的评价，包括未来实现"健康入万策"的重点和途径，尤其是了解百姓对未来上海健康事业发展的关注焦点，以确定未来行动方向符合上海市民的切实需求。

4. 认识、了解现有健康发展的管理机制，厘清在上海健康事业发展中国家机关、事业单位、社会组织、经济组织的机制设置，领导隶属关系和管理权限划分，在现有基础上建立更加通畅、和谐、有效的协调机制、运行方式和监督考核方式。

5. 在现有的上海城市各区域健康状况评估的基础上，确定未来三年和2030年的上海健康城市发展指标的主体框架，以综合性指标为主，独立性单项指标为辅，进行有关影响健康变动的因素因果分析，实现审核上海健康发展的水平和制度性结果。

三、"健康入万策"有关调查研究的结果

（一）上海市居民关于健康发展的有关调查

1. 调查过程简要介绍与样本状况

在上海市卫生计生委的帮助下，本研究课题进行了有关问卷调查。由于

时间和经费的原因，本调查没有采取随机调查，只选取了普陀、嘉定区等地点进行相关调查，获得有效样本 899 个，其中嘉定、普陀两区均涉及目前个体健康状况的内容，普陀区涉及关于健康发展、方向、特点和趋势的内容，即关于本次"健康入万策"的调查内容，共计有效样本 499 个。以下统计结果中关于健康发展的内容主要来自普陀区的调查，而对现有健康状况评价是两个区的调查结果。由于本次调查设计的是关于健康尤其是未来健康发展方面的内容，内容的回答率较高，能够比较真实反映调查对象对这方面的有关看法与意见。

样本的状况对峙如下：

性别比例：男性 51.4%，女性 48.6%。

平均年龄为 43.4 岁。

文化程度：高中文化程度占比 51.8%，为一个文化程度比较合理的样本。

表 1　调查样本文化程度分布状况

	频率	百分比	有效百分比	累积百分比
文盲与初识	7	.8	.8	.8
小　学	71	7.9	7.9	8.7
初中和技校	352	39.2	39.2	47.8
高中和中专	243	27.0	27.0	74.9
大专及以上	223	24.8	24.8	99.7
不　详	3	.3	.3	100.0
合　计	899	100.0	100.0	

2. 调查主要发现与相关结论

以下是调查中涉及"健康入万策"方面的有关调查结果。

（1）上海市民对"健康入万策"表示积极支持，对现有状况表示满意

当问及对"把提高国民健康水平作为制定国家政策的基本前提"的看法时，认为这一提法"非常好"和"很好"的比例高达81.2%，如果把正面评价进行总计计算，这个比例高达98.4%，其余的比例是不置可否。因此，"健康入万策"在民众中有极高的支持率和赞同率。

与此同时，人们对上海与健康事业的现状有很高的评价。在十分制的评价中，相关内容的平均得分都高于8分，这是一个属于优良的评价。而且评价越好的意见分歧越小。这些评价中涉及的不仅仅是卫生医疗，而且涉及体育、社区管理和环境等众多问题。其中评价最高的是基本社会保障体利和上海的卫生医疗机构，最低的是环境保护、市场管理和食品安全。这是一个相当符合实际的评价。因为前者具有高度的制度化保障，而后者是属于一个动态控制管理的范畴，后者的实现程度更难。但是尽管如此，在本次调查中的评价项目都获得了很好的评价。

表2　上海市民对涉及健康因素政策、法律和实施状况的评价

	样本数	均值	标准差	方差
基本社会保障体制	499	8.32	1.663	2.764
医疗卫生机构	499	8.25	1.664	2.768
社区管理机构	499	8.24	1.662	2.762
健康教育与普及	499	8.18	1.701	2.894
法治和行政管理	499	8.18	1.772	3.141
法律体系的完备程度	499	8.14	1.741	3.03
食品安全	499	8.11	1.912	3.654
大众体育活动	499	8.11	1.746	3.049
环境保护	499	8.06	1.839	3.382
市场监管与消费安全	499	8.01	1.91	3.648

（2）对自身健康状况评价良好，个人发展和社会因素对健康影响最大

本次调查的上海市民认为自己目前身体健康总体状况，即心理和生理的评价状况处于良好状态，总体评价得分为 6.5 分（十分制）。有趣的是，影响总体身体健康评价的因素是生理健康，而影响生理健康的因素却是生活水平和个人发展等社会因素。因此从根本上看，人们的健康状况取决于其在社会生活中的境遇和成功的程度。从统计结果上看，社会因素影响生理性健康状况好坏往往是高度强相关。由于本次调查的平均年龄为 40 岁左右，这个年龄的群体在生理健康上处于一个比较稳定的状态，社会因素对健康影响最大的调查结论是符合这个年龄全体现状特征的。当然一旦生理健康出了问题，总体健康评价会有一个较大的影响和变化。让每一个人都能在社会中施展他的才能，是影响其健康的最大因素，其次就是社会环境、社会关系和生活水平。从这调查结果上可以得出非常明确的结果，在正常壮年的年龄段，或者说在生命周期的大部分期间，健康根本上是一个社会问题而不是一个卫

表 3　影响健康社会因素的相关分析[①]

	总体健康	生活水平	生理健康	个人成就	人际关系	个人安全	住区融洽	生活保障
健康总体评价	1	0.25^{**}	0.55^{**}	0.32^{**}	0.28^{**}	0.31^{**}	0.22^{**}	0.25^{**}
		.000	.000	.000	.000	.000	.000	.000
生理健康评价	0.55^{**}	0.67^{**}	1.00	0.69^{**}	0.65^{**}	0.66^{**}	0.60^{**}	0.63^{**}
	0.000	.000		.000	.000	.000	.000	.000
样本数量	899	899	899	899	899	899	899	899

① 皮尔逊相关系数，** 为 0.001 显著性。

生医疗的问题，从这一点上完全可以证明"健康入万策"这个决策的必要性、科学性和正确性。

（3）基本民生、保证就业、生活方式、和谐社会和公共保障至关重要

在本次调查中专门设计了有关"健康入万策"如何更好体现和构成的有关问题，在经过对 499 个样本统计的因素分析后，得出了关注、推进未来健康事业发展的五个主要方面。就是：基本民生、保证就业、精神状态、和谐社会和公共保障，这五个方面的重要性比重各有不同。

在调查对象对本调查设计的 16 个问题进行重要性评价进行统计后的具体结论如下：

在提取平方和载入方式条件下，基本民生占据绝对重要的比例，为73.72%，这表明，如果这一项能够保证，人们的健康问题就有了基本保证；如采用旋转平方和载入方式，五大因素的排列秩序不变，但重要性均等程度大大提高。

这个统计结果的现实意义是，在"健康入万策"的具体工作实施中，不同方面的重要程度是有差异的。民众这样的选项实际是对上海健康事业在未

表4 主成分提取后"健康入万策"的工作内容构成和作用

成分	提取平方和载入			旋转平方和载入		
	合计	方差的 %	累积 %	合计	方差的 %	累积 %
基本民生	11.795	73.721	73.721	4.688	29.302	29.302
保证就业	.964	6.025	79.746	3.201	20.006	49.308
精神状态	.634	3.961	83.707	2.291	14.321	63.629
和谐社会	.424	2.647	86.354	2.103	13.145	76.775
公共保障	.360	2.249	88.603	1.893	11.829	88.603

来的发展做出了符合生上海实际的判断，为未来实施有关工作、确定重点、制定相关政策提供了有效、科学和实事求是的有关依据。这五项可以视为未来"健康入万策"工作实施的基本原则内涵和实现目标。

以下是五大成分构成的主要内容 [1]：

a. 基本民生

该成分一共具有 7 项内容：医疗、居住、食品、教育、环境、家庭和生活方式。从这 7 个方面的内容看，很明显都与人们的健康直接相关。从这 7 个方面看，也可以看到上海市民对健康概念的理解已经非常深入，以上众多方面既包括政府责任、也包括了社会、家庭和个人的责任，既包括了健康外部的条件，也包括了影响健康的生活内部的质量，甚至包含了人们社会关系的和睦与家庭幸福。这样一个位居第一重要的内容，被上海市民认为是影响健康事业发展的第一要务完全是有依据和理由的。

表 5　成分一：基本民生

1	良好的医疗制度保障	.779
2	宜居的居住条件	.772
3	有安全保障的食品	.754
4	后代的教育与发展	.701
5	良好的自然环境	.679
6	平安和睦的家庭生活	.632
7	良好与有质量的生活方式	.598

b. 保证就业

从第二个成分的具体内容看，与人们的就业收入和事业发展密切相关，

---

[1] 　提取成分得分 0.5 分以上的选项。

这一点与以上统计中影响健康的有关因素完全一致。稳定的工作收入，有期待的发展，是人们保持健康的极为重要的因素。

表6　成分二：保障就业

1	收入的稳定水平	.838
2	工作的稳定性	.835
3	个人发展与前途	.720

c. 精神状态

在这个成分中，有两项与第一成分的有关内容相同，即平安和睦的家庭生活和良好的有质量的生活方式，由于这两项得分均在0.5分以上，故再次选入。在这个因素中，首先要看实际是前两条：健康的身体状况和乐观开朗的生活态度。之前的统计结果已经表明，没有好的生理健康往往就没有好的总体健康状况。这里的健康，当然是影响和决定精神状态的第一因素，其实第三、第四因素也是影响精神状态的重要因素。很明显，这个成分的实现，往往是家庭和自身的内部原因导致的。这表明，上海市民明确地知道健康问题上自我控制的重要性，并不是一味把实现健康的任务推向外界。当然，要实现人们好的精神状态，文化精神生活是一个非常重要的方面，营造一个好的环境，政府和社会也责无旁贷。

表7　成分三：精神状态

1	健康的身体状况	.721
2	乐观开朗的生活态度	.634
3	平安和睦的家庭生活	.519
4	良好与有质量的生活方式	.501

d. 和谐社会

这个成分虽然位居第四，但是对"健康入万策"来说，显得特别重要，因为这一任务的完成，需要政府、社会、家庭、个人的合力，也需要法律、政策、道德的力量，缺一不可。如果说，前三项主要是事关个体和家庭的内容，这一项就主要事关社会的内容，收入再高、生活条件再好，家庭生活的关系再好，如果没有外部整体社会的公平正义，没有外部社会人际关系的和睦，人们的心理会受到损害，健康也会受到影响。如同目前的生活状况，就基本温饱而言，上海可以说已经进入了全面小康，但是收入分配等方面的问题一直在困扰人们的精神状态和人际间的关系。

表 8　成分四：和谐社会

1	社会公平与正义	.686
2	良好的社会人际关系	.675

e. 公共保障

从最后一个成分中得出的结论就是社会稳定和基本公共保障的实现。这很显然是国家和政府的责任，没有这样一个外部环境，是不可能实现全体人们健康促进这个伟大事业的。

表 9　成分五：公共保障

1	国家和社会的稳定发展	.699
2	基本社会保障的完善与覆盖	.663

（4）问卷调查得出主要的结论

问卷调查提供了三个方面的有关结论，这三个方面对未来上海落实"健康入万策"有相当重要的意义：

第一，上海市民对目前上海健康事业的发展给予正面和高度评价，这表明上海在健康事业的综合性发展上拥有很好的成绩和民意基础，这在一定程度上说明上海在以往的有关领域中已经体现了这样的精神，并获得了民众一致肯定的评价。

第二，上海市民对"健康"这个概念已经有非常全面和深刻的理解，普遍意识到实现健康的条件特点和内容，尤其认识到社会因素对健康的影响，因此，在推进"健康入万策"的过程中，应该高度重视民众的意见和要求，从某种意义上讲，"健康入万策"就是民情民意体现在"万策"之中，就是"民生入万策"。

第三，上海市民对"健康入万策"实现的具体内容和外部保障进行了有轻重缓急的排序，实际上已经提供了"健康入万策"的具体落实内容和要求。在这样的背景条件下，本次调查得出的基本民生、保证就业、精神状态、和谐社会和公共保障五项内容可以视作未来工作的出发点和聚焦点，以这五个方面去对应政府决策和实施过程的具体方面和具体内容。

（二）统计资料中关于影响上海健康的因素有关分析

健康，是一个综合性的概念，具有内容的复杂性、表现的多样性和影响因素的多元性等特征，即健康既表现为身体的状态，也表现为心理的状态，同时还表现在人们的行为上，其构成内容具有生理、心理和行为的综合特性；在表现形态上，健康也具有多样性的特征，而且在生命的不同阶段，其表现的内容不同，这些表现在体能状态、工作能力、思维能力、社会交往等不同生命周期的各个方面；在影响因素上，健康受到基因、生活方式、环境状况、婚姻状况、工作状况等众多因素的影响。健康的这个特点，既是"大健康"构成的基本前提，是"健康入万策"的必要性前提，也是实现"大健康"，或健康中国的艰巨之处。

因此，要确定"健康入万策"的中"万策"的具体内容，即根据上海现有的实际状况确定目前影响上海市民健康状况各个方面的各种因素，并根据实际影响进行具有各有侧重、重点突破、循序渐进的工作，这是"健康入万策"体制机制的首要前提。为此，本研究在上海市卫计委提供的关于"健康上海"综合数据（2016）的基础上，对影响上海市民健康的有关因素进行了相关数据分析。这些分析旨在通过各种不同因素对人均预期寿命的相关程度，以确定不同影响因素在影响人们健康中的程度与地位。

1．上海市区域发展的不平衡导致健康水平的明显差异

从现有的有关各区人均寿命统计数据结果可以看出，上海健康事业的发展是不平衡的，而且差距明显。这在各区人均寿命的统计值中可以得到反映。一般而言，一个地区的人均预期寿命越长，这个区域的综合健康状况就越好。上海虽然是全国人均寿命最长的地区，但是目前区域分布的水平还是具有比较明显的差异，而且具有以下的特点：

（1）原城市市区的状况普遍好于原来的郊区或农村

（2）市中心区域明显好于原市区范围内非中心地区

（3）经济状况较好的区域明显好于经济落后的地域

（4）主要市区商业区域的状况普遍好于工业区状况

如果把人均预期寿命分为 84 岁以上、83 岁以上和 82 岁以上三类，分布状况如下：

表 10　上海市不同区域评价预期寿命分布状况

类　别	区　域	均值（岁）
	徐汇区	84.50
1	静安区	84.47
	长宁区	84.01

123

（续表）

类 别	区 域	均值（岁）
2	虹口区	83.68
	黄浦区	83.61
	闵行区	83.58
	嘉定区	83.47
	青浦区	83.40
	浦东新区	83.18
	普陀区	83.14
3	杨浦区	82.93
	奉贤区	82.75
	松江区	82.69
	闸北区	82.61
	宝山区	82.44
	金山区	82.34
总　计		83.30

很显然，以上这样的状况是长期发展的不平衡状况所导致的，这些不平衡不仅仅是健康医疗资源的不平衡，更重要的是经济发展不平衡、产业布局不平衡、环境状况的不平衡和管理不平衡等一系列有关因素导致的。

2. 目前影响上海健康水平发展不平衡主要原因不是医疗卫生

本次研究中，上海卫计委提供了有关各区健康发展状况的统计数据。这些数据囊括了上海 2016 年十六个区的有关情况。这个数据覆盖面较大，包括环境、生活、社会保障、管理等多个方面，因此对本课题的方向具有极为重要的意义。本研究用这个数据进行了有关健康状况与其他各类因素的相关分析。这个统计以人均寿命作为因变量，其他一系列因素作为自变量，统计结果表明，影响上海人均预期寿命的最主要的原因不是卫生医疗条件，而是环境，位居前列的还有就业、生活方式等因素。这些结果与本次进行的问卷调查的结果几乎完全一致。

表 11　卫计委 2016 年"健康上海"部分有关统计一级指标

指标序号	指　标　名　称	数据单位
1	全年空气质量指数（AQI）≥ 300 的天数	天
2	生活污水集中处理率	%
3	生活饮用水水质合格率	%
4	生活垃圾无害化处理率（建成区）	%
5	生活垃圾集中处理率（农村）	%
6	三类以上公厕比例（建成区）	%
7	无害化卫生厕所普及率（农村）	平方米 / 人
8	人均公园绿地面积	%
9	基本养老保险覆盖率	%
10	城镇登记失业率	%
11	低保标准的消费支出替代率	%
12	城市居民家庭人均住房建筑面积达标率	平方米 / 人
13	城市人均体育设施用地面积	人 / 千人
14	社会体育指导员人数比例	人 /GDP（亿元）
15	亿元 GDP 安全生产事故死亡率	%
16	食品监督抽检合格率	%
17	高中阶段教育毛入学率	%
18	每千名老年人拥有养老床位数	张 / 千人
19	糖尿病管理人群血糖控制率	%
20	严重精神障碍患者管理率	%
21	儿童系统管理率	%
22	孕产妇系统管理率	%
23	艾滋病感染者 / 病人管理率	人 / 千人
24	每千人口执业（助理）医师数	人 / 万人
25	每万人口拥有公共卫生人员数	%
26	能够提供中医药服务的基层医疗卫生机构占比	%
27	医疗卫生支出占财政支出比例	%

125

（续表）

指标序号	指 标 名 称	数据单位
28	人均期望寿命	岁
29	婴儿死亡率	/10 万
30	孕产妇死亡率	/10 万
31	甲乙类传染病总发病率	/10 万
32	结核病发病率	%
33	成年人高血压患病率	%
34	居民健康素养水平	%
35	15 岁以上成人吸烟率	%
36	经常参加体育锻炼人口比例	%
37	每万人拥有志愿者人数	人

从以下根据有关指标进行统计分析后的结论可以看出，人均预期寿命与各个不同方面的有关统计数据的相关系数有一定的相关关系。根据相关统计中的皮尔逊相关系数的结果，影响人均预期寿命的因素前十五位正相关的因素是环境、饮水、医疗条件、健康常识与就业等。这些统计数据充分表明，中国和上海未来"健康国家"和"健康城市"的建成，不是医疗卫生一家的事情，在一定意义上，医疗卫生甚至不是目前最关键的方面。这更彰显出"健康入万策"的重要性和必要性。从以下统计结果中可以看出，空气、饮水、就业和社会保障均是医疗卫生之外的有关公共事务，占据了比医疗卫生更重要的权重。

应该注意到，本次研究有关统计年份只有一年，全市、各区的年度比较与趋势性分析也无法得以支撑。但是如果这样的数据在日后的工作中能够持续收集整理和分析，对"健康入万策"的意义将会更为明显。

表 12　影响上海人均预期寿命因素分析

项　　目	皮尔逊相关系数 [1]
全年空气质量指数（AQI，重污染）≥ 300 的天数（逆向数据）	−.377
当地执业医师和执业助理医师总数	.360
城镇登记就业人数与失业人数之和 [2]	.302
开办健康主题网站或主页个数	.261
城市生活污水排放总量	.248
抽检饮用水末梢水常规指标达标的水样数	.214
抽检饮用水末梢水的水样总数	.211
经污水处理厂处理的生活污水量	.152
年末专业公共卫生机构人员数	.147
生活垃圾无害化处理量	.067
全年空气质量指数（AQI，优良）≤ 100 的天数	.067
参加基本养老保险人数	.042
生活垃圾总量	.037
农村生活垃圾总量	.004
城镇登记失业人数	−.004

　　从开办健康主题网站或主页个数等方面的具体分布状况上，可以看出上海各地区在这些方面存在的区别，这实际上是不同区域中人们获得健康知识的程度与方便性差异，这表明人们的健康意识与获得有关健康知识的难易程度有一定的关系，如静安和长宁等区是上海拥有健康网站最多的几个区，这几区的人均预期寿命也是较高的。从这个统计中也可以得出这样的结论，上海健康事业的发展是不平衡的，在未来建设"健康上海"的过程中，不仅以

---

[1]　由于本次统计获得的有关数据仅有一年，数据样本有限，且不能进行年度对比，一些数据的显著性程度在统计意义上可能显著性不强。但是从这个统计的结果中还是可以发现影响健康因素的多元性和复杂性。从这个统计中也证明此类指标设定、收集和分析在未来有关工作中的重要性。

[2]　有关数据缺损比较明显，但是还是可以看出就业与健康的正相关关系。

上几个方面是未来的工作重点，是"健康入万策"的主要方向和任务。同时也可以得出这样的结论，而且，在未来上海健康事业的发展中，不同地区的主攻方向和任务有所不同，各有侧重，这更彰显"健康入万策"的必要性。

（三）关于上海政府各职能部门和卫计委有关责任机构座谈会的有关结论

本次研究课题包括了召开政府各职能部门和卫计委责任机构进行有关座谈会的内容。在上海市卫生计生委的帮助下，于2017年7月与9月分别两次召开座谈会。会议有关的结论如下：

1. 上海市政府职能部门座谈会有关情况与结论

参加有关会议的有上海发展与改革委员会、工商局、环保局、市教委、民政局、交通委、教育局、市体委、市委宣传部宣传处等有关机构的有关人员，联合国世界卫生组织有关官员参加了有关会议，会议的有关要点如下：

（1）对"健康入万策"表示理解和支持。各政府部门对习近平总书记提出的"健康融入一切政策"和"大健康"的思路表示赞同。在"四位一体"、"五大建设"和让人民有更多获得感的背景条件下，如何体现中国发展的理念和目标，成为一个非常重要甚至是首要的工作任务。人民大众的健康的普遍提高，是体现这个目标的最好表现。如同习近平总书记指出的：没有全民健康，就没有全面小康。要把人民健康放在优先发展的战略地位，以普及健康生活、优化健康服务、完善健康保障、建设健康环境、发展健康产业为重点，加快推进健康中国建设，努力全方位、全周期保障人民健康，为实现"两个一百年"奋斗目标、实现中华民族伟大复兴的中国梦打下坚实的健康基础。对于以健康为中心体现中国和上海的发展，各政府有关部门表示了一致的看法，并表示在合适的体制机制条件下发挥自己的作用和能力。

（2）目前政府各职能机构的有关健康事业的工作亟待统筹与相互告

知。会议上，各有关部门针对自己的工作进行了有关介绍，尤其着重介绍了本部门与健康事业有关的工作内容，如工商部门介绍了有关饮食、食品市场管理的有关情况，尤其指出目前非医疗性质的健康市场发展迅速，管理的手段和方式亟待跟上；食药监局有关人员介绍了有关食品药品生产准入和有关标准建立的情况，并表示期待与工商部门可以进行市场管理的有关情况通报和工作推进；发改委的同志着重介绍了上海未来发展的有关规划与设计，并指出上海未来的市政、环境保护、公共服务、公共空间、行业发展政策等有关特点，认为在未来的发展中，民众的健康问题应该融入到有关规划和政策设计中去并成为一个核心的议题，在制定规划和政策时应该听取各方关于民众健康问题的意见；体委的同志介绍了目前上海竞技体育与大众体育的发展状况，并认为在未来的体育事业中，有关更多一般民众的体育发展将成为上海体育事业发展的重点，同时也表述了上海市中心区域公共体育设施不足等问题以及迅速发展的体育产业管理与规划问题；上海市委宣传部的同志介绍了宣传机构和各种媒体在健康自治、医疗知识、养生知识在当今媒体上的热播现象，尤其指出了未来有关知识的传播的权威性和真实性问题；教育部门的同志介绍了在义务教育阶段的心理健康教育等现状，尤其指出了对中学以上进行有关必要的急救知识与应急防护知识的教育的迫切性等问题。在介绍了各自部门工作特点和需求的前提下，各部门均感到目前有关"健康城市"的工作缺乏一个统一协调的机构组织，同时各部门之间缺乏有关工作的通报和告知。

（3）一致表示将为建设健康上海联合发力并表达有关建议。出席会议的上海政府有关部门的同志表示并同意，从广义上讲，国家制定的各种公共政策和各个有关部门都与健康有关，经济发展、法治秩序、社会保障、公共服务、环境治理，食品安全、文教体育、公共卫生、文化娱乐、出版媒体等，无一不包含着促进人们身心健康的相关因素。因此，时下当务之急的有关任务是：

a. 政府应该作为"健康入万策"的主要组织者和协调者，在政府、市场、社会之间承担多方协调、相互协作、监督处罚的最终职责。

b. 不同的政策作为政府管理的最重要的社会公共产品，制定、出台和实施在整个过程应该具有事先沟通协调，避免发生矛盾冲突，应该使得各项政策既具有不同的适应范围、特殊的实施对象、精细分工明确的落实方法，但同时有具体的目标和社会效果设定。

c. 在中国社会处于发展新时期的时刻，人民对于美好生活向往的最突出、最典型、最期待的就是健康。健康在今天已经成为可以教育民众、引导民众和实现有质量的生活的最好理由。为此，如何用好"健康"这个人们普遍接受的概念，使之成为公众实践，宣传的重要和决定性的内容，媒体有组织、有计划、有目的地有效教育成为重要工作。

d. 健康事业建设包含内容众多，其中涉及的范围和内容极其广泛，实施的途径多样，在今天大数据的背景条件下，集中采集、分析、使用各部门、各方面的数据成为一个必要的工作，可以使得此项工作获得事半功倍的效果。

e. 实现"健康入万策"当务之急是形成一套有效的制度和具有长期效用的机制，在组织上，要实现的任务是统一、协调、告知、执行和监督，在机制上要实现的任务是建立稳定、长期、有效、可衡量的工作内容和标准。

2. 上海卫计委职能部门座谈会有关情况与结论

2017年9月底，在上海市卫生计生委的帮助下，上海市计生委有关职能处室的同志参加了有关座谈会，出席会议的有基层处、法规处、中医监管处、医政医管处、研究室等有关机构的人员。具体的内容如下：

（1）医疗卫生工作的内涵迅速扩展并且重点下移。随着社区医院和全科医生的推广，上海医疗卫生工作重点日益下移，工作的内涵、范围和对象出现新的状况，如社区养老、康复、临终关怀、健康教育、疾病控制等众多工作的重心都在下移，基层工作的压力越来越大，事项越来越多。但在一些关键节点上，还有不少掣肘，如社区医院医生的收入与签约后付费的问题，社会保障问题、晋升职称、后续队伍建设问题等，很多工作已经超出卫计委工作的范围，涉及众多有关部门，如财政、人事组织、社会保障部门、社区、区政府和教育机构等方方面面，急需统一协调和政策完善。

（2）医疗卫生事业的调整和完善有待统筹。第一是医疗卫生的准入，包括医疗机构准入，医生的准入、医疗设备的准入，医疗技术的准入等。如以医疗机构准入为例，需要按地区人口数设计规划不同等级医院或者社区卫生服务中心，涉及规土部门，发改部门项目立项，人保部门的预算等。如社会投资者来申请医疗机构，在具体审批中要有硬件场地条件，产业性质确定。因为医疗机构要经过环保的评审、验收才能执业。其次还有消防等众多方面的规定。在发展健康产业促进社会力量举办医疗机构方面，社会力量需求更多，除了土地、环保、消防、医保部门、金融部门贷款支撑、保监部门等。健康发展涉及的部门更广。

第二如医疗过程监管，假如有违规的情况，需要进行查处。在社会办医中，医疗广告、虚假的宣传，必须与工商联合。还有医院或者医生对医保的使用情况的检查，需要税收财政部门的票据进行检查。对于违规案件，如医生、医院拿红包的检查处理，需要与计委、检察院、法院发生关系。

第三如涉及医患纠纷，如涉及商业民事行为，必须与司法局、人民调解有关机构等发生关系。关于涉医的暴力事件，就必须与公安部门密切配合，并得到公安部门的支持。

第四在分级诊疗上医疗服务体系还有一个医疗秩序的建立问题。分级诊疗当中，需要很多部门有衔接，比如说医保部门。分级诊疗体系当中，居民签约的话，报销的比例提高，可能也是引导大家进行有序就诊的部分。

第五个方面还有其他工作也是和其他部门有一些联系的，比如残疾人权利保障，需要民政一起做相关的工作。无偿献血更需要大家来支持的，红十字会发动，需要各单位、共青团、宣传部门的支撑。

（3）非法医疗、具有医疗性质或兼而有之健康市场扩张迅速亟待整理。由于人们对健康的重视，介于医疗之间或者是以其他方式进行类医疗的有关商业性市场行为大量出现，比如美容美发机构进行需要医疗许可的医疗性质的活动、有关婴儿保健活动、病后康复、月子会所等类似商业现象大量出现，代孕、卵子和精子出售等非法活动频发。医疗和非医疗的界限如何确定、合法与非法的法律规章如何制定、处置这些行为的主体是医疗机构还是公安机构、如何进行归有关处罚与合理有效管理等问题，已经非常迫切地放在"大健康"发展的面前。

（4）关于医疗健康发展的立法、执法、标准和宣传管理工作的推进。医疗卫生方面的立法工作分为两个部分：广义的立法和规范性文件的制定，包括地方性条例，地方政府规章，规范性文件的制定、修订、清理。现在卫计委有 5 个标准委员会：包括疾病防护控制、中医药、医疗服务、职业卫生、卫生监督五个方面。这 5 个标准委员会按照各自行业属性区分。委员会出标准的立项，然后质监局申报确定。如疾病防控饮用水的水中塑化剂检测方法，集中空调通风系统卫生管理规范。职业卫生有医学放射工作的个人剂量监测标准与估算规范，还有职业性二氧化碳中毒诊断标准等。这都是很专业的标准。这些标准的确定与实施都牵涉到众多方面的有关事务，如企业、政府机构、行政管理、司法等各个方面。

健康建设还包括法治宣传教育。国家普法工作进入第七个五年规划。上海现在已经有的卫生计生的地方性法规有《控烟条例》、《发展中医条例》、《精神卫生条例》，2016 年修订了《人口与计划生育条例》，《上海市医疗急救服务条例》，需要各方面配合做好这些地方性法规的教育工作。普通人民群众，包括医疗机构里面的医务人员，包括卫生、计生的人员，提高他们的法律意识和依法行政和依法执业的能力水平。

3. 上海卫计委职能部门座谈会有关建议

（1）健全和提供法制保障：目前出现的种种有关问题和发展的新情况，建立健全和完善新标准、新规则，包括的地方性政策与法规，这是规范未来"健康上海"建设的基础，是形成全社会合力和导致政府、社会、企事业部门一致行为的基本前提。同时还需要司法、执法等有关方面的具体保障。目前医疗卫生事业本身更需要法制体系作为基本前提，在健康发展具体内容和涉及范围越来越广泛和多样的状态下，法治的意义就显得尤为重要。同时，在建立、涉及和颁布非医疗卫生方面的有关法律时，也要考虑这些规定、政策和法律对健康的影响，尤其在环境、食品、教育、绿化、居住、社会保障等众多直接与民生相关的方面，更是要相互告知、交互讨论、综合考虑，把民众的健康放在第一的位置进行考虑。在医疗卫生工作的内部而言，要加强内部各职能部门的及时沟通，迅速对策、形成合力。

（2）"健康上海"建设需要在组织架构上构建必要的协调机制和制

度。会议上，与会者纷纷表示急需建立一个能够进行综合协调、信息通报的有关机构。不管是成立所谓的监管委员会也好，或者成立部门联席会议制度也好，或者一个虚拟的办公室也好，总归是需要这么一个部门。由于医疗卫生部门作为一个专业的机构，就现有的职能而言，目前做这项工作很难起到协调或者进行统筹。需要一个权威有执行力组织架构和框架，把各部门聚在一起，确定每年的健康规划和工作要点，把各个部门每年涉及卫生或者健康相关的工作列出来，把与健康相关的职能梳理清楚，然后起到议事、协调、推进政府的作用，各个职能部门根据有关决定实现相关工作，并有效率地落实与运行，把社会的健康事业做得更好。例如目前上海市中医药领导小组，就由副市长牵头，然后有二三十个委办局，包括发改委、公安等相关委办局参加。每年定期会召开领导小组的会议，然后各个条线结合具体工作融合有关决定，如旅游局会把中药文化，体育局会把传统体育项目融入小学生运动项目。

（四）关于调查和有关的结论与意见

综合以上数据分析和有关座谈会的内容，有关结论如下：

1. 保障健康是经济、社会、环境、医疗等综合因素构成的

本次获得有关统计数据和座谈会的有关信息表明，健康是众多综合因素导致的结果，医疗卫生条件仅是影响健康发展的一个方面，甚至不是主要方面。在当前的上海，环境、饮水、就业和医疗健康知识可能比医疗卫生对市民健康状况的影响更大，因此，未来实施《健康上海"2030"规划纲要》的全面实现，经济、社会、环境、教育、宣传、生活质量等方面的全面改善是一个必要前提，这充分表明了目前"健康人万策"的极端必要性、重要性。

2．上海的健康状况虽然在全国乃至世界处于前列，但仍有明显短板

在一些生理性指标和人均预期寿命等指标看，上海已经处于全国前列，甚至已经是世界的前列。世界卫生组织对上海医疗卫生事业的发展，包括上海健康事业的发展予以充分的肯定。但是，从现有的上海范围看，根据现有的统计资料，各区的健康发展水平具有较大且明显的差异，而且这样的差异与上海各区现有的经济结构和历史发展状况相关。上海是一个人口集中且相对面积较大的城市，为何有这样明显的差距需要深入研究，以找出不同地区影响健康的主要因素。实现上海健康事业的平衡发展，将成为未来几年上海健康发展的当务之急。

3．新事物、新情况层出不穷，传统上海健康事业发展需要新突破

从本次调查发现，在上海健康事业的发展中已经出现了诸多需要改进、创新的内容，在体制机制上亟待适应。

第一是上海的医疗卫生事业和健康事业的重点开始下移，在人才、薪资、职能、运作、管理等各个方面需要新规定、新制度、新方法。

第二是健康产业发展迅速，这些产业的具体内容分布在美容、康复、健身、幼教、食品、服装、家具、体育、旅游等各个方面。其中一些内容打出了具有医疗效能的牌子，有些机构在无资质的情况下实施医疗手术，还包括许多目前没有标准的营业内容，如何规范市场，成为当务之急。

第三是人们对于全面了解健康知识、医疗卫生知识有渴望强烈。本次调查也表明，人们的整体健康状况与完整、科学和正确的掌握必要的医疗卫生、养生保健等方面的知识有密切的关系，在目前医疗养生节目日益红火的当下，如何通过有权威性、普及性、易获得性的渠道向民众传播有关知识，并准确指导其实践，成为一个必要的内容。

第四是健康与人们的日常生活方式有密切的关系。生活方式对健康的作用远远大于医疗卫生机构的作用，在目前人们越来越追求美好生活和身心健康的时刻，对于健康生活方式构成和实践的工作刚刚开始并有待努力拓展，这个领域的完善和建立涉及文化、心理、消费方式等多个方面，牵扯的面更为广泛。

第五是上海的人口构成越来越复杂，户籍人口和非户籍人口的健康管理与促进如何实现一体化、同步化、均等化，是一个日益迫近的重要问题。社会的公平正义和基本社会保障的均等化问题是保障健康事业长期稳定推进的重要外部条件。

第六是上海需要一个能够进行有关统筹的组织机构系统，这个机构是未来上海有效推进"健康上海"建设的必要组织和制度保证。

四、上海"健康入万策"体制机制的设计与建议

基于以上发现和结论，有关上海"健康入万策"体制机制设计的总体思路是：

"健康入万策"的定位作用："健康入万策"不是公共政策本身和具体实施过程，是公共政策决策、推进、实行、督查机制的综合组成部分。

"健康入万策"的体制内涵："健康入万策"是一个健全的组织制度与协调机构，其主要任务和职责是在有关公共政策制定和落实中的统筹协调。

"健康入万策"的机制内涵："健康入万策"的机制内涵是具有长期稳定推进的具体工作内容、绩效检验方式与标准、包括组织机构内的组

织制度。

（一）"健康入万策"的体制构成与主要功能

根据本次调查的有关结论，"健康入万策"的机制构建与责任如下：

1. 建立上海市政府层面的定期联席会议制度。上海"健康入万策"联席会议制度由上海市政府主管领导牵头，召集全市有关职能部门召开有关"健康上海"建设进度与质量的有关会议，主要职能分别是：一是确定年度"健康上海"建设工作重点与目标，协调和统筹有关部门的行动与合作；二是检查核定上年度有关工作的质量与目标实现程度，总结经验，调整工作方式，纠正与完善有关工作中的不足；三是制定有关总体原则，必要时建议有关地方立法与政策，同时协调各职能部门的政策以达成实现"健康上海"总目标的总体方针。联席会议除固定年度会议之外，可根据工作的必要性临时召开有关全市工作协调会议。

2. 建立以卫计委为主要工作平台的常设通报告知机构。联席会议制度确定后，需要建立常设工作机构。这个机构以卫生计生委为主体，在推进"健康上海"工作的有关过程中，了解各职能机构的进度和质量，及时将有关问题反映至联席会议或有关部门，进行适时协调。同时收集整理有关"健康上海"的指标数据并进行相关分析，不定期进行上海市民对于"健康上海"建设的有关评价调查，以确定民众的实际满意度。完成年度或多年度的工作总结报告。

3. 建立完善上海各职能部门有关机构的联络员机构。由于"健康入万策"涉及的方面众多，在各部门推进有关工作时必定需要及时相互告知、协调或共同推进有关事项。因此在常设机构之下建立一个各部门的联络员体系极为重要。在常设平台机构中尽力联络部门，与此同时，各职能机构建立本部门系统中各有关部门的联络人员。联络员根据有关规定汇报有关情况或根据其他部门需要解答有关事项、提供有关帮助。

（二）"健康入万策"的机制构成内容与主要功能

本处所陈述的"机制是""健康入万策"日常稳定的工作内容、程序和功能。

1. 建立"健康上海"综合客观指标体系。"健康入万策"是一个涉及众多方面的系统工程，各方面有非常密切的相关关系，同时由于地区的不同，涉及的有关重点也可能有所不同，同时由于关注和工作的不断演进，不同时期的任务内容也会发生相应变化。为了解地区和构成中的变化状况，在此项工作中综合性的指标体系显得尤为重要。其第一个功能是根据年度的变化测定不同部门或方面的工作业绩或获得的有关实际结果；第二个功能是根据变化的状况确定下一阶段的工作重点与推进目标；第三个功能就是可以根据历年积累的有关数据总结"健康入万策"的长期实际效果与不足。

2. 进行对"健康上海"建设状况与效果的市民评估。这是客观指标体系之外的主观评价体系，通过有关调查，可以感受上海市民对于这一工作的实际感受，同时也可以获得其中不同方面的效果评价。由于上海人口构成和区域分布状况的不同，这样的调查也可以了解不同社会阶层对于这一工作的感受，使得"健康入万策"更贴近普通百姓需求。此调查可以不定期进行。

3. 建立符合"健康入万策"需要的大数据体系。在现有的技术条件和上海数据共享条件的成熟，建立有关"健康入万策"方面的大数据库成为一个适应未来工作需求的先决条件。在涉及医疗、教育、环境、体育、消费、收入、工作等多方面的完整数据下，可以更快、更准确、更科学、更直接地获得影响上海市民健康状况的实际数据，更有利于正确决策和推进工作。

4. 建立上海重大决策与健康影响评估机制。在重大城市建设规划、重大经济决策、重大地方法规或政策制定等有关工作时，应该进行有关事项对"健康上海"建设的影响进行事先评估。可以采取目前推进的重大项目社会稳定评估的有关方式，委托的第三方机构对有关事项健康影响的方方面面进行事先评估。这个机制可防患于未然，事先对可能发生的问题进行相关预判，早预防早准备。

5. 建立年度或事项的工作汇报机制。在有关联席会议或通报会议上，应根据每一年度的重点工作事项进行年度或事项的有关汇报。重点介绍年度或事项工作推进中"健康入万策"的事实状况和实际效果。以便总结工作经验和进一步改善工作。

报告来源：上海市卫生和计划生育委员会委托课题

"建立健康融入所有政策的体制机制"课题小组成员

课题负责人：陆晓文，研究员，上海社会科学院社会学研究所。（执笔）

课题组成员：唐琼、崔元起、雷庆，上海市卫生和计划生育委员会。

上海健康与医疗保障制度现状和完善建议

一、上海健康和医疗保障制度体系现状和特点

改革开放后，上海健康和医疗保障制度起步于城镇职工基本医疗保险制度这一社会医疗保险，通过其制度不断发展完善，基本覆盖了全体在职职工，2017年更是把原小城镇保险人群纳入了保障体系，上海制度体系内还有许多职工被总工会职工互助医疗保障计划所覆盖，获得住院和大病补充医疗保险；此后，又建立和完善了城乡居民基本医疗保险制度，以及由商业保险公司承办的大病住院保险；加上民政部门的医疗救助体系，由此构建起了覆盖全体人群的基本医疗保障制度体系。因此在基本的健康和医疗保障制度中包括职工和城乡居民基本医疗保险，总工会职工医疗互助保障计划、商业保险公司承接的居民大病医疗保险。上海又通过个人账户或现金购买互补型商业医疗保险，建立第二层次的健康和医疗保障体系。由此上海健康和医疗保障制度体系形成了基本的医疗保障制度体系为基础，政策性商业医疗保险为互补，其他商业健康险（团体险和个人险）为补充的体系。

（一）职工基本医疗保险制度和城乡居民基本医疗保险制度

职工基本医保制度覆盖城乡各类从业人员，为他们提供了基本、可及

的医疗保障。一方面统一了医保待遇，职工的基本医疗得到了制度性保障，体现了基本医疗保险的社会公平性。另一方面基本医疗保障的可及性得到了提高，职工凭卡就医、网上结算，方便了在定点医院和定点药店就医购药。医疗保障水平稳步提高，减轻了参保人员的医疗费负担，出台了与年收入挂钩的医保综合减负政策[①]，并逐步降低"减负门槛"，不断扩大医保报销范围[②]。"新人"[③]门诊医保待遇有所提高；为减轻参保职工自负医疗费负担，上海市在 2017 年适当提高个人账户计入标准[④]。2016 年职工基本医疗保险参保人数 1380.45 万人。

2008 年 1 月，上海启动实施《上海市城镇居民基本医疗保险试行办法》（简称《居民医保办法》），将原少儿学生、无保老人以及重残人员大病保障及其他无保居民统一纳入居民医保，实现了市民基本医疗保障全覆盖。2011 年 7 月，又将大学生医保并入居民医保制度框架，建立个人缴费与分担机制。

国务院 2016 年印发《关于整合城乡居民基本医疗保险制度的意见》（国发〔2016〕3 号 2016 年 1 月 12 日），提出整合城镇居民基本医疗保险和新

---

① 《上海市城镇职工基本医疗保险综合减负实施办法》（沪医保〔2004〕126 号）。

② 一些临床必需的疾病治疗项目、高价医用材料，以及重病大病患者治疗必需的药品相继纳入医保报销范围。例如冠心病介入治疗使用的支架等高价材料费；骨科高价内固定器材等。基本医疗保险准予支付费用的药品 3896 个，其中西药 1845 个，中成药 2051 个（含民族药 71 个）。参保人员自费项目负担重的现象得到了缓解。

③ 2001 年 1 月 1 日后新参加工作者。

④ 在职职工中，34 岁以下的医保个人账户计入标准由 140 元提高到 175 元；35—44 岁的医保个人账户计入标准由 280 元提高到 350 元；45 岁至退休的医保个人账户计入标准由 420 元提高到 525 元。在退休人员中，74 岁以下的医保个人账户计入标准由 1120 元提高到 1400 元；75 岁以上的医保个人账户计入标准由 1260 元提高到 1575 元。

型农村合作医疗两项制度，建立统一的城乡居民基本医疗保险制度。2016年上海建立城乡居民基本医疗保险，统一了原来的城镇居民基本医疗保险和新型农村合作医疗，包括本市城镇户籍的婴幼儿学生和其他无医疗保障居民、各类高校就读的全日制大学生。城乡居民医保参保人数332万人，该制度统一筹资标准①，统一医保待遇，住院报销水平统一达到75%左右，统一经办管理。

（二）医疗救助制度

1993年，上海在全国率先建立了城市居民最低生活保障制度，次年建立了农村居民最低生活保障制度。1996年，市政府颁布施行《上海市社会救助办法》，以政府规章的形式确立了最低生活保障制度。

上海经过多年的探索和发展，完善了城乡一体、以低保制度和特困人员供养为基础，因病支出型贫困家庭生活救助为补充，医疗救助、教育救助、住房保障等专项救助相配套、社会帮扶为辅助的救助制度；建立了"政府负责、民政管理、部门尽责、社会参与、街道（乡镇）实施"的管理体制；形成了区县、镇街"条块结合、以块为主"、"一口上下"的运作机制；建成了电脑联网、实时监控的信息管理系统。上海社会救助工作与上海国际大都市的地位和经济社会发展的形势基本适应。上海实现了"应保尽保"和"应保确保"的目标②。

2014年上海在"9＋1"社会救助体系中设立因病支出型贫困家庭生活

---

① 总体筹资为上一年度职工平均工资2.5%左右，个人缴费按照总筹资的15%左右确定，具体按年龄分档确定。居民医保的财政补贴部分由市和区县按照1:1分担。并统一低保、五保、残疾人及高龄老人的个人缴费补助政策。
② 市民政局副局长姚凯谈上海社会救助制度体系建设，东方网2014年10月29日。

救助专项①。国务院在 2016 年 4 月才印发了《关于全面实施城乡居民大病保险的意见》，提出 2015 年底前大病保险覆盖所有城乡居民基本医保参保人群，到 2017 年，建立起比较完善的大病保险制度，与医疗救助等制度紧密衔接，共同发挥托底保障功能，有效防止发生家庭灾难性医疗支出。上海早于全国政策两年实行了类似于家庭灾难性医疗支出的因病支出型救助项目。因病支出型贫困家庭生活救助的标准分为两种情形，一是全额救助，二是差额救助（主要参照上海低保标准）。2015 年又调整住院医疗救助政策②。

上海在 2015 年开展城乡医疗救助"一站式"服务工作③，并将医疗救助

---

① "9＋1"的社会救助制度体系即以最低生活保障、特困人员供养为基础，支出型贫困家庭生活救助，受灾人员救助和临时救助为补充，医疗救助、教育救助、住房救助、就业救助等 9 个专项救助相配套，社会力量充分参与的现代社会救助制度体系，它是根据《社会救助暂行办法》，对各项具体制度和措施提出工作目标和发展方向，在六个方面体现了上海的特点，第一，将救助对象范围从低保和特困供养人员延伸到低收入困难家庭，并统筹专项救助申请家庭经济状况认定标准；第二，明确提出加快实现城乡低保标准一体化的目标；第三，统筹城市"三无"人员救济和农村五保供养，将收入低于特困人员供养标准，且财产状况符合相关规定，同时无劳动能力、无法定赡养、抚养、扶养义务人的对象纳入供养范围；第四，明确了支出型贫困救助政策，提出在扩大因病支出型贫困家庭生活救助政策受益面基础上，研究探索其他类型支出型贫困问题的解决办法；第五，将学前教育、普通高中及中等职业教育阶段的低保家庭学生、特困供养人员及低收入困难家庭学生纳入教育救助范围；第六，建立健全政府救助和社会力量参与的统筹机制，鼓励、引导和支持社会力量全面参与社会救助。
② 第一，关于救助对象范围和标准，对于享受本市民政部门定期定量生活补助的特殊救济对象，其自负医疗（含门急诊）费用按 100% 比例给予救助。第二急诊观察室留院观察、门诊大病和家庭病床所发生的自负医疗费用。自负医疗费用为救助对象在本市定点医疗机构发生的，在本市基本医疗保险目录范围内并经基本医疗保险。上海市民政局，上海市财政局，上海市人力资源和社会保障局，上海市医疗保险办公室：《关于调整和完善本市医疗救助制度加强住院医疗救助工作的通知》，沪民救发〔2015〕43 号。
③ 主要内容为依托医疗机构、医保信息系统，建立区（县）城乡医疗救助"一站式"服务信息平台，同步结算基本医疗保险资金、职工互助保障资金、少儿住院医疗互助基金和医疗救助金，推进医疗救助由事后向事中、事前转变，实现困难人员信息共享，使困难人群就医报销更加便捷，切实减轻经济负担。市民政局《关于在本市开展城乡医疗救助"一站式"服务工作的指导意见》，沪民救发〔2015〕21 号，2015 年 4 月 10 日。

"一站式"服务推进工作纳入本市深化医药卫生体制改革的重要内容①。在各项保障制度衔接方面，上海一直在关注，并尝试实行四医联动（"基本医疗保险 + 基本医疗服务 + 政府医疗救助 + 社会组织医疗帮扶""四医联动"模式）和医疗救助实时结算。

2017 年根据国务院《社会救助暂行办法》，按照《本市贯彻〈社会救助暂行办法〉实施意见》提出确保广覆盖、有梯度、相衔接的要求，进一步完善社会救助政策体系，做到救助对象明确、救助标准清楚、救助程序规范。研究调整本市门急诊医疗救助政策，推进因病支出型贫困家庭纳入医疗救助范围的工作，进一步解决贫困家庭医疗负担。2017 年还就因病支出型贫困家庭生活救助提出与本市其他相关救助制度的衔接，即享受最低生活保障待遇的家庭，不纳入因病支出型贫困生活救助范围。

（三）上海市总工会职工医疗互助保障计划

上海市职工保障互助会成立于 1994 年 12 月，是全市职工群众性互助互济的社团法人组织，坚持自愿性、互助性、公益性原则开展互助互济工作。并紧密配合本市医疗保险体制改革，陆续推出了多项互助保障计划，分别是"在职职工住院补充医疗互助保障计划"（2001 年，每人每年 35 元起，最高偿付额 4 万元）、"退休职工住院补充医疗互助保障计划"（2001 年）、"特种重病团体互助医疗保障计划"（1998 年）、"女职工团体互助医疗特种保障计划"（2003 年）、"在职职工住院津贴保障计划"（2007），"从业人员意外伤残团体互助保障计划"（2004 年）、"职工团体意外伤害互助保障计划"（2006）、"综合

① "一站式"服务信息平台（功能模块）定期从市救助系统获取救助对象身份信息，并传送给定点医疗机构以确认对象身份；同时信息平台（功能模块）将定点医疗机构反馈的救助对象就医信息，反馈至区县民政救助系统，经审核后，上传至市救助系统，最终实现数据交换及医疗救助实时结算功能。

补充医疗（2008）、意外（工伤）互助保障计划"（2008）等八种保障计划。

2008 年上海市职工保障互助会开发的综合补充医疗、意外（工伤）互助保障计划①，提供四项菜单式保险，参保率以每年 15 至 20 个百分点的速度增长，参保职工已达 213.82 万人次，300 多万退休员工参保，退休职工及在职职工参加了职工互助保障的比例分别为 85%、50%。非正规就业组织、破产、下岗待岗（协保）职工以及失业后办理退休手续的人员也可以参加互助会。并且退休职工参保率基本保持稳定，在职职工的参保比率有所下降，但是人数维持稳定。

2016 年 8 月 1 日起，启动退休职工保障金"直接给付"，以"批量处理"的方式将保障金直接打入养老金账户，退休职工不出家门不用办理给付手续就能"自动报销"。截至 2017 年 9 月中旬，已有 45.89 万名退休职工申请了"直接给付"，约有 77 万人次退休职工通过"直接给付"足不出户领取了 2.4 亿元保障金。

（四）商业医疗保险公司承办的居民大病补充医疗保险

上海于 2014 年制定了《上海市城乡居民大病保险试行办法》（沪发改医改〔2014〕2 号）。通过政府公开招标的方式，确定承办城镇居民大病保险的商业保险机构，采用向商业保险公司购买服务的方式，开展城乡居民大病保险试点。目前有四家保险公司承办此业务，对其基本要求包括遵循收支平衡、保本微利，2016 年 4 月国务院规定对这些公司免征营业税，免征保险业务监管费；2015 年至 2018 年，试行免征保险保障金②。

---

① 具体内容详见上海市职工保障互助会官网 http://www.shzbh.org.cn/nzcfg.asp。
② 2016 年 4 月国务院办公厅近日印发《关于全面实施城乡居民大病保险的意见》（2016 年 4 月 3 日），对大病医保的承办，《意见》重申了"保本微利"原则，同时明确规定，"对商业保险机构承办大病保险的保费收入，按现行规定免征营业税，免征保险业务监管费；2015 年至 2018 年，试行免征保险保障金"。

城乡居民大病保险资金从城乡居民医保基金中划出一定比例或额度进行筹集，筹资标准定为当年城乡居民医保基金筹资总额的 2% 左右，采取分期划拨方式。大病保险范围是四大类疾病[①]，执行"社区定向转诊"制度，须在社区卫生服务中心办理转诊手续后，再到二、三级定点医疗机构就医。保险报销比例为 55%[②]。

（五）通过个人账户或现金购买互补型商业医疗保险，建立第二层次的医疗保障体系

上海市政府印发《上海市人民政府关于职工自愿使用医保个人账户历年结余资金购买商业医疗保险有关事项的通知》[③]，从 2017 年 1 月 1 日起（政策有效期至 2021 年底，共 5 年），上海市职工基本医疗保险的参保人可自愿使用个人医保卡账户历年结余资金购买商业健康保险。

商业保险有两种专属产品，一款是住院自费费用补偿医疗保险[④]，另一款是重大疾病保险，对被保险人经处理确诊合同所列的恶性肿瘤，冠状动脉

---

① 参保居民因重症尿毒症透析治疗、肾移植抗排异治疗、恶性肿瘤治疗、部分精神病病种治疗四类大病所发生的医疗费用，纳入城乡居民大病保险范围。本市高等院校在校学生因患血友病、再生障碍性贫血所发生的医疗费用，纳入城乡居民大病保险范围。

② 报销额度。参保居民罹患上述大病后，在本市基本医疗保险定点医疗机构发生、符合本市基本医疗保险报销范围的费用，在基本医疗保险报销后，参保居民在基本医疗保险政策范围内个人自负的费用，纳入城乡居民大病保险支付范围，由大病保险资金报销 55%。城乡居民中已参加上海市中小学生、婴幼儿住院医疗互助基金的，应先扣除互助基金支付部分。由参保人员先垫付医疗费用，之后再向承办城乡居民大病保险的商业保险机构申请大病补偿，承办的商业保险机构应及时为参保人员提供大病补偿服务。

③ 上海市人民政府关于职工自愿使用医保个人账户历年结余资金购买商业医疗保险有关事项的通知，沪府发〔2016〕106 号，2016 年 12 月 22 日。

④ 在上海市医保定点公立医院普通部或质子重离子医院住院治疗期间所发生的合理且必需的自费部分医疗费用，按 50% 的比例进行赔付；该产品保额为 10 万元，投保年龄在 16～65 周岁，55 周岁起连续投保可续保至终身。累计赔付金额达到 20 万元的不再具有续保资格。

搭桥手术等 45 种重大疾病，保险公司将按约定给付保险金[①]。市民可以在太平洋寿险上海分公司、中国人寿上海分公司、新华人寿上海分公司、人保健康上海分公司以及平安养老上海分公司共计 5 个公司购买上述两款产品。

上海的个人账户购买商业保险项目与其他城市此类项目的不同之处主要有：一是产品设计的标准化，即 5 家具有承保资格的公司所销售的都是同一种产品；二是通过产品的标准化带来公平性的市场竞争，督促保险公司提升服务能力来吸引消费者；三是系统运作的独立性，而这仍然是基于产品设计、销售和运作的统一性，且对接中保信强大的行业数据系统[②]，通过线上或线下方式均可以便利投保，理赔，通过保险行业微信公共平台（微信公众号名称：E 保无忧）在线报案。四是不设置账户余额门槛，而且既可使用个人账户历年结余资金，也可用现金支付。但是，在政策推行的初期，要求在首次投保时，账户余额大于等于首期保费。

上海第三层次的医疗保险是其他的个人型、家庭型或团体型的商业健康险，其品种市场还有待发展。

二、上海健康和医疗保障制度体系发展中的问题

（一）上海职工医疗互助保障计划运行衔接所面临的问题

1. 参保人群依赖工会组织，覆盖人群徘徊不前。目前非公有制企业的职工互助保障发展遭遇瓶颈，非公企业在职工互助保障上资金投入不够积

---

①　该产品提供 10 万、20 万元两档保额可供选择。投保年龄在 16～65 周岁，55 周岁起连续投保可续保至 75 周岁。如果参保人同时购买上述两款产品，当年度内的最高保额将达到 30 万元。符合条件的参保人一年可购买两款产品各一份。参见李俊：《上海职工个人医保账户可购买商业医疗保险》，解放网 2017 年 1 月 6 日。

②　李俊：《上海职工个人医保账户可购买商业医疗保险》，解放网 2017 年 1 月 6 日。

极，特别是一些年轻的职工不愿去参加职工互助保障。同时职工医疗互助保障采取团体参保形式，不利于越来越多的自由职业者、流动性大的就业人员和个体户等新阶层人员参保。因此在职参保人群始终在 200 多万，退休的为 300 多万。最高时 98% 的职工参保，目前为 85% 的职工。

2. 参保时间因单位而异，造成与职工基本医疗保险不一致，从而带来报销问题。基本医疗保险中的职工医疗保险参保时间统一规定为 4 月份，而职工互助保障计划并没有明确的规定需要在某一个时间点进行参保，是由企业所参保的时间来决定保障的起始时间，所以会出现医保年度与参加职工互助的保障时间点不一样。若参保人员在这期间发生两次住院，有可能会产生有一次住院费用得不到报销的问题。同时因为挂号难，一些参保人员会去特需病房诊疗，虽然所用药品符合诊疗目录，但是诊疗费用却不予报销，只给报销住院费用。

3. 职工医保信息传递会影响及时报销。参保人员若想要登记受理职工互助保障，需要在 5 个工作日内将出院后的医疗费用信息送给社区的事务中心，但有时会因为时间太短，出现市医保办基本医保的信息还没有与职工互助保障会完全沟通确认，影响参保人员及时获得职工互助保障的报销的费用。

就此，职工互助保障会已经采取新措施，可以通过微信公众号的形式告诉参保人员。另一个措施就是启动退休职工保障金"直接给付"，职工若愿意则可以在社区登记使用直接给付，则参保人员以后住院就不用办理受理手续了，社区就可以根据参保人员医保的信息进行匹配，若符合受理条件，则以"批量处理"的方式将保障金直接打入养老金账户，退休职工不出家门不用办理给付手续就能"自动报销"。

（二）商业保险发展及短板

1. 补充型保险发展多，互补型商业保险是短板。商业医疗保险与社会基本医疗保险关系分互补型（补缺口，报销项目内容不同）和补充型（补不足，报销比例提高）。从商业保险购买占各国人口比重看，法国、荷兰、以色列名列前三，占人口比例达 95%、86% 和 83%，人口中有 50% 的人购买商业保险的国家还有比利时、斯洛文尼亚、加拿大、韩国、美国和澳大利亚。法国、比利时、斯洛文尼亚（有一小部分是补充保险）和韩国的商业保险是与社会医疗保险互补型的商业基本保险（补缺口），而荷兰、以色列和加拿大是补充型的商业保险（补不足），美国（有部分是互补型的）和智利、墨西哥、土耳其是将商业保险作为基本医疗保险，德国是基本和互补型相结合的商业保险。还有些国家是各部分重叠的，如爱尔兰、新西兰、葡萄牙，还有西班牙、希腊和英国，后三国购买商业保险比例仅占人口的 10% 左右①。

从上海目前现状看，既有的健康险都是对基本医疗保险补充型的，包括总工会职工互助医疗保障计划也是补充型的，即在医保报销保障范围内做进一步报销比例提升。只有新出台的个人账户或现金购买商业医疗保险属于与基本医疗保险互补型的项目，即覆盖基本医疗保险不覆盖的项目和内容，为个人自费减负，从而降低个人医保负担。因此上海整个医疗保障体系中商业保险发展有限，而在商业保险中，互补型的商业保险更是有限，尤其是和民众真实需要相比，成为明显的短板。

2. 商业保险公司承办城乡居民大病医疗保险的问题。从商业保险公

---

① OECD（2015），*Health at a Glance 2015：OECD Indicators*，OECD Publishing，Paris.

司承办城乡居民大病医疗保险看，全国性政策主要针对全国各地城乡居民医疗保险保障程度有限的问题，而上海的职工医疗保险本来就有附加险，医保报销不封顶不存在保障程度有限的问题；同时，上海的大病医保还有总工会职工医疗互助保障计划进一步加以补充；城乡居民医疗保险保障程度也很高，医保报销比例达75%，因此上海的大病保险是全国出台的倒数第二家。由于上海基本医疗保险做好了，大病保险存在的必要并不大。

而大病保险交给商业保险公司承办，承诺这些公司一年3%—5%的利率（上海限定为5%）①。商业保险经办机构和社会保险的经办机构的关系如何值得探讨。从医保的社会宏观治理的角度来看，政府确实不应该冲在前面，事事亲力亲为，政府和企业中间应有一个非营利组织来协调，成为政府和市民之间的减震器。把社保经办机构变成政府机构，定位上无疑有问题。但进一步改革是否要把医保事务中心剥离开，改用商业保险机构办理大病保险，为何剥离和如何剥离，又会是一个不断争论又不断强化的问题。

（三）基本医保与医疗救助、商业保险衔接短板

1. 基本医疗保险和医疗救助及灾难性医疗支出救助。分属于医保部门和民政部门，上海的民政部门建立相对独立的医疗救助体系，包括灾难性医疗支出的救助体系，其救助对象都有很好的收入核对系统，目前由于两个部门之间信息尚未完全联通，无法很好地知晓因病致贫群体及其他参保人医疗费用总体情况，以及各种保险覆盖后保障情况。

2. 基本医疗保险和大病医保衔接。推行大病医保要求基本医疗保险基

① 城乡居民大病保险遵循"收支平衡、保本微利"的原则，对年度资金盈亏情况进行风险调节，商业保险机构盈利率控制在5%以内，具体通过招投标合同确定。上海市人民政府办公厅关于印发《上海市城乡居民大病保险办法》的通知日，沪府办发〔2016〕58号2016年12月23日。

金必须得到更有效的使用，必须提高统筹度。上海目前做到了统一管理，但资金统筹还无法实现。

三、上海健康医疗保障制度完善建议

（一）以全民健康覆盖为目标完善全民医保，从医疗保险迈向健康保障

1. 从全民医保到全民健康保障，创造价值型服务。健康涉及每一个人，也涉及政府制定政策的各个部门。我国正在推进"健康中国"，从"大卫生"向"大健康"转变[1]。健康中国的分目标包括四个方面。即打造健康环境和健康社会，培育健康人群，发展健康产业。

世界银行中国医改报告建议中一个关键信息是创造价值的重要性。所谓创造价值，就是努力同时实现以下三个目标：提高人民健康水平、为个人和家庭提供更优质的医疗服务及更好的服务体验、医疗卫生费用个人和政府可以负担。这也意味着要缩小人群健康和医疗服务之间的差距。进行服务提供体系改革，必须一直关注提高健康水平，而不是提供更多的治疗服务；必须要从奖励服务量和收入转向奖励健康结果——让投入的资金创造更高的价值[2]。

2. 从政府导向到社会市场导向，发展健康服务业，注重医保治理体系建设。国务院《关于促进健康服务业发展的若干意见》（国发〔2013〕40号）是从社会经济大背景下考虑医疗卫生，事实上是把既有的医疗服务体系作为健康服务业中一部分，因此政府在健康服务业中作用是有局限的，社会

[1] 李滔："近期国际与中国卫生医保政策进展，"《保险理论与实践》2016年第1期。
[2] 世界银行，世界卫生组织，中国财政部、卫计委、人社部：《深化中国医药卫生体制改革，建设基于价值的优质服务提供体系》2016年，摘要。

和市场作用要加强；尤其要发展非公立、非公有部分，要无歧视公平对待。进一步发展商业医疗保险及政府购买医疗服务。政府作为监管者和服务购买方，构建医保治理体系。

在建立了全体人群医疗保障体系后，更关键的问题是医疗保障体系运作效率，即能通过保障资金投入，得到较良好的健康产出效果，而关键是医疗卫生服务系统的社会效益保证。可以根据世界卫生组织的建议（国家卫生总费用中个人支出比重降低到15%—20%），按照3∶5∶2的比例建立健康保障筹资指数。采用系统性方案结合基准竞争，提升公立医院的社会责任，强化不同层面医疗护理的协作，加强以效果为基础的医疗保险购买模式，以便让医疗保健提供系统能够向高性价比、高质量的目标转变，从而满足中国人民不断变化的需求。

（二）医疗救助和职工医疗互助保险衔接完善建议

1. 医疗救助完善建议。更好地建立基本医保和医疗救助信息共享机制，通过民政的收入核对系统，有针对性地实现卫生费用中个人负担占比20%的目标。

2. 针对职工医疗互助保险覆盖人群有限问题。一是积极发展非公企业工会组织，发挥工会作用，扩大职工医疗互助保障计划覆盖面；二是寻求和街道社区或行业协会、团体学会合作，通过他们形成团体参保人员。

3. 针对职工互助医疗保险参保时间因单位而异，造成与职工基本医疗保险不一致，从而带来报销问题。衔接基本医保和职工互助医保参保时间可以通过参保人员申请职工互助保障时间的大数据来分析，制定一个合理的保险时间点。

4. 职工基本医疗保险和职工医疗互助保障计划要进一步共享信息。

目前职工医疗互助保障计划从基本医疗保险得到的仅是参保人基本信息及其住院后的费用及报销比例信息,只对单个人进行补充报销,最终获得的只有报销人次和费用信息。对于参保人群总的保障水平目前尚无统一信息渠道进行统计分析,今后将加强基本医保和补充医保之间信息共享,更好地把握整体保障水平。

5. 职工医疗互助保障计划从补充型向互补型拓展。目前职工医疗互助保障计划基本是大病补充保险,今后可和商业保险公司合作,共同开发适合个人的互补型保障和保险项目。

（三）基本医保和商业医保的互补联动衔接

商业医疗保险发展与基本医保关系要从补充型（补不足,报销比例提高）向互补型（补缺口,报销项目内容不同）发展,进一步提升其在整个医疗保障体系中的作用。如荷兰医疗费用筹资的第一部分是作为公共长期照护保险资金的特殊医疗支出。第二部分是每人每年1000多欧元交给医疗保险公司的保费,由此建立起荷兰的医疗系统半自由市场体系,医疗保险由30多家私营保险公司运营,保险公司属于9家集团,市场相对集中;4个集团占据了88%的市场份额[1],其中3家非营利,1家为营利公司。医疗保险公司在医疗体系中担任重要角色,所有公民能通过选择商业保险公司获得基本医疗的治疗服务包,服务包的内容由荷兰政府确定。荷兰的保险公司是政府政策的执行者,医疗市场的竞争者,还是合法的可信任者和政府部门共享数据,共担公共责任;它实际上成为混合购买者,实施筹资和管理,提供基本

---

① Lynch,Ryan and Eline Altenburg-van den Broek,*The Drawbacks of Dutch-Style Health Care Rules*:*Lessons for Americans*,July 22,2010,http://www.heritage.org/research/reports/2010/07/the-drawbacks-of-dutch-style-health-care-rules-lessons-for-americans.

医疗服务。荷兰医疗筹资的第三部分是医疗保险收入相关缴费 7% 左右，成为医疗保险基金（HIF）的重要组成部分，以弥补上述保险公司因承担高风险人群所造成的高费用，基金的一半用于保险公司间的风险平衡。

建议建立基本医疗保险风险预备金制度，以及对互补性医保的风险补偿金制度，以进一步提高基本医保基金利用效率，推动商业健康保险发展。

（四）医保信息公开和共享建议

不同制度之间联通共享，不同地区之间联通（医保联网完善）。今后特定病人群体的医护会由保险机构提供。新的资金提供方案包括缴纳年度保险费用，集体保险预算，个人均摊或者个人健康预算。新的保险方案让特定的患者人群可以享受在指定机构就医得到全面的报销[1]。支持商业健康保险信息与基本医保、医疗机构信息进行必要的信息共享，加强与城乡居民基本医保经办服务的衔接，逐步实现"一站式"即时结算服务。

报告来源：2017 年度上海劳动保障学会课题研究项目。

课题负责人：胡苏云，研究员，上海社会科学院城市与人口发展研究所（执笔）。

---

[1] Karen Taylor，Hanno Ronte，Simon Hammett，《医疗行业 2020 年生命科学与医疗趋势报告：大胆的未来？》，德勤，2017 年 4 月。https://www2.deloitte.com/content/dam/Deloitte/cn/Documents/life-sciences-health-care/deloitte-cn-lshc-lshc-predictions-2020-zh-150526.pdf。

上海保险业服务"健康上海"
的现状及趋势分析 ①

    健康是促进人的全面发展的必然要求,是一个地区经济社会可持续发展的基础条件,因此,"健康上海"建设一直是上海市委市政府关注的重点民生问题之一,也是上海广大市民的共同愿望。保险是"健康上海"建设的重要"助推器"和社会发展关键"稳定器",随着上海人民生活水平的提高和人口老龄化带来的长期医疗护理和健康保健需求的增加,健康保险需求逐渐上升,在各方面高度重视和政策的大力支持下,上海健康保险产业获得了难得的发展机遇和市场空间,服务"健康上海"的能力进一步增强。

一、上海保险业促进"健康上海"建设的主要举措

    近年来,上海保险行业聚焦供给侧结构性改革主线精准发力,勇立潮头,深化改革,持续创新,硕果累累,在提高上海人民的整体健康水平、发挥保险"社会稳定器"作用等方面,发挥了积极作用,包括:

---

① 本书未作说明的案例或数据均来自中国保监会上海保监局网站的相关文章或统计数据,网址:http://shanghai.circ.gov.cn/。此外,本书中健康保险的内容主要指除社保外的与人身有关的保险业务,不包括法定缴纳的"五险一金"中的养老保险和工伤医疗保险的部分(该部分属于社保基金的范畴)。

（一）服务健康养老，深层次融入为老工程

针对上海老龄化率高的问题，保险行业深层次融入地方政府为老工程，从以下几个方面积极参与上海养老服务保障体系建设：

一是积极对接老龄人口需求，参与上海养老服务体系的建设。上海保险业通过对接老年护理、对接老年医疗、对接意外保障，为高龄老人医疗护理计划配套提供责任保险保障，为老年人提供意外身故保障和特定疾病住院补贴，为老年人意外伤害引起的身故和意外残疾、骨折等提供保险保障等措施。同时，上海于2016年9月出台了《关于本市开展高龄老人医疗护理计划试点工作的意见》，对高龄老人的医疗护理提供指导。因此，保险业服务上海养老事业发展效果明显，如上海围绕老年人意外伤害推出的"银发无忧"保险，截至2017年6月底，参保人次约25万，"银发无忧"已成为老年人意外伤害保障和老龄部门为老服务的品牌工程。

二是积极拓展业务领域，参与上海养老保障体系建设。从2016年起，上海通过大力拓展企业年金，推动企业积极承担养老责任；推动个人储蓄性养老保险发展，增加个人提高养老资金储备；开展住房反向抵押养老保险试点，丰富老年人养老保障方案等。同时，通过将医疗机构、医疗人员上门护理、日间服务机构、居家养老服务中心、社区助老服务社和独立老年护理床位等全部纳入责任保险保障体系，从而极大地提升了养老保障的能力和覆盖面。截至2017年6月底，上海保险业企业年金受托服务覆盖7739家机构，受托资产规模580亿元，投管资产规模516亿元，管理企业年金账户84万户。上海市所有公立养老机构全部参与投保，全年承保养老机构479家，覆盖床位数（含助老机构）12.6万张，提供保险保障15亿元。同时，为试点街镇高龄老人医疗护理计划配套提供责任保险保障，覆盖老年医疗护理服务机构 241 家，提供风险保额 5750 万元。

三是针对养老保障需求，积极开展业务创新。近年来，上海保险业针对老年人的实际需求积极开展保险业创新服务，如针对急需保障人群和高发健康风险领域，太保人寿为嘉定区 16 万老年人提供恶性肿瘤住院津贴保障以及"慢性肾功能不全"定额给付保障。同时，充分发挥专业优势，深度参与社会管理，如在城乡居民大病保险、医患纠纷安心工程等项目中，协助政府加强风险管理，参与医疗服务流程和资金使用管理。探索商业保险与慈善机构合作的新模式，如复星保德信人寿联合上海市防癌抗癌事业发展基金会为女性提供乳腺癌专项保障，将每单保费的 10% 捐献给该基金会。此外，上海保险行业通过市场化机制参与城市养老，如中国太平保险集团旗下太平养老产业管理有限公司参与杨浦区新江湾城养老院运营管理。上海还积极推动个人税收优惠型健康保险试点，并作为试点地区之一，与福建省（含厦门市）和苏州工业园区一起自 2018 年 5 月 1 日起开展个人税收递延型商业养老保险业务，这是个人所得税制与养老体制改革相结合、改善民生政策的一项重要内容，有助于上海应对老龄化的挑战。

（二）对接医疗改革，为居民健康保驾护航

借助新一轮医疗制度改革的契机，上海保险业为广大人民群众提供全方位的医疗保障成为上海保险业的重要任务之一。

一是积极开展职工医保账户余额购买商业医疗保险试点。从 2017 年 1 月 1 日起，上海正式试点参保职工可用医保个人账户余额购买商业医疗险，上海保险业也针对此项政策开发了一系列专属商业保险产品，受到广大群众的普遍支持，有效发挥了商业保险惠民保障功能，提升了上海市民的医疗保障水平。

157

二是积极提升各类大病医保的管理效能。针对大病医保中的保险需求特征，上海保险业推出多种形式的"一站式"服务，保险公司通过在基层社保中心驻点或在部分就诊人群集中医院驻点，方便养老人员社保报销和大病理赔"一站式"办理，方便参保人员医院诊疗结算和大病保险理赔"一站式"办理服务，从而简化了大病保险的相关手续，提高了大病保险费用报销的效率，提升群众理赔体验，减轻医院流转压力。同时，创新利用保险经纪机构提供招标代理和保险经纪双重服务，监督大病保险协议执行，推进商业健康保险发展，从而提升了大病保险风险管理效能。此外，还积极推动一些慢性病的大病保险创新服务，如2015年上海推出国内首款全线上糖尿病险，针对糖尿病并发症中发病率最高的脑中风后遗症、肾病、截肢和失明等针对性设计保障范围，建立保险服务平台网络化，健康管理平台移动化，助力"健康中国"。再如上海2017年启动"安康通"援助项目，用商业保险机制为失独家庭提供意外骨折风险保障。

三是积极推动商业健康保险服务。近年来，上海加大了对商业健康保险的支持力度，特别是加大了以商业保险推动医疗体制改革。包括主动衔接"家庭医生"制度，将商业保险承保、理赔等环节与家庭医生签约、首诊负责、区内双向转诊等制度进行一体化设计，推动完善分级诊疗体系。全面实施医疗责任保险，探索形成了具有上海特色的医责险服务体系和工作机制。创新推出"医患纠纷安心工程"，承担医务工作者在工作期间内因医患纠纷导致的意外伤害责任。2017年，上海保监局还联合九部门共同出台《上海市严厉打击涉医违法犯罪专项行动实施方案》，引入医疗责任险等商业保险机制，参与地方政府创建"平安医院"活动，化解社会矛盾。在商业医疗保险模式上也积极创新，如中国人寿与上海市徐汇区中心医院联合推出"商保医疗费用直结平台"，实现了医院收付费系统与保险公司理赔系统的直联互通，改变了保险行业现有的事后理赔流程，大大降低了重病时垫资医疗费用的经济压力。

四是深度参与新一轮在校大学生医疗制度改革。上海保监局联合市教委、市人社局研究制定《2015年度本市大学生补充商业医疗保险调整方案》，指导行业深度参与新一轮在校大学生医疗制度改革。该方案结合上海医保政策的调整，吸收上海地区多年来经营大学生补充商业医疗保险的经验，通过方案设计，确保在保费费率变化不大、不给大学生过多经济负担的前提下，通过商业保险实现大学生医疗保障向上海市居民保险平稳过渡。

（三）对接人们生活，提升保险的综合服务能力

上海的保险业跟居民生活密切相关，并围绕居民的生活需求，推出一系列与人们"健康生活"密切相关的保险服务：

一是针对食品安全问题进行产品创新。上海保险业引入新科技主动融入互联网餐饮新业态，如与全国最大的O2O订餐平台"饿了么"合作，为全国8000万注册用户提供"外卖订餐平台食品安全责任保险"，引入"蚂蚁金服"图像自动识别科技，支持用户仅通过拍摄上传影像快速办理理赔，2017年全年共为约15亿份居民餐饮订单提供风险保障，累计赔付约940万元。同时，为食品安全提供"从田头到餐桌"全流程风险保障机制，创新开发了涵盖食品安全生产流通经营各大环节的7个险种及21个附加责任，构建了覆盖主要环节的农产品保险保障体系。并推动建立一系列食品安全新标准，助推生物芯片植入、无害化处理、"瘦肉精"查验等高科技增值服务，有力促进了上海食品安全整体防控水平提升，全方位保障上海人民"舌尖上的安全"。

二是服务各项体育事业，助力运动健康。如上海保险业积极参与国际体

159

育赛事风险保障工作，如平安财险为上海国际马拉松参赛运动员、赛事工作人员以及沿途所有观赛观众提供全方位保险保障与志愿者服务，并联合国内知名运动旅行公司推出"畅跑天下"跑步险系列产品，为长跑爱好者参加国内或境外的马拉松赛、越野跑、城市跑等提供包含意外伤害、突发疾病、住院津贴等全面风险保障，其中境外跑步险产品中首次推出"赛事取消保险"，可对境外赛事取消导致额外支出的住宿交通费用等进行补偿，从而助力国内长跑健身新风尚。此外，平安财险还联合上海市教委率先出台全国首例专项保障基金，覆盖全市所有自愿参加的中小幼学校中身体健康、能正常学习和生活的注册学生，为学生提供意外身故、猝死、伤残、医疗费用等四项责任的保险保障，为校园体育运动伤害保驾护航。

三是围绕服务"二胎"政策推出"二胎保"。上海保险业在全面二胎政策刚落地后根据二胎产妇高龄和头胎剖宫产率高等特征，顺势推出了"二胎保"安孕意外护航保险，不仅为准妈妈们提供了保障，还囊括了新生儿重症住院及手术医疗保障和新生儿严重先天畸形保障。

（四）服务弱势人群，发挥保险"社会稳定器"作用

包括：

一是通过"政保合作"，提升对残疾困难人群的帮扶力度。上海保险业利用商业保险杠杆放大财政资金帮扶力度，开发专属产品精准帮扶残疾人群，并通过优化服务提升保险社会管理效能。其中上海残疾人综合保险项目由地方财政出资统一购买投保，每1元财政资金撬动保额超过600元，使得残疾人群保障水平明显提高。

二是针对社会弱势群体走失问题创新推出"回家险"。上海保险业专门针对0—13周岁儿童和60—75周岁老人的走失风险提供安全保障，在保险

期间内若被保险人因不明原因走失，保险公司将一次性支付 5000 元保险金，为寻找走失老人、儿童过程中的花费提供经济补偿。并依托学校、教育培训机构和养老服务机构进行推广，通过在走失风险集中的场所开展宣传教育，警示社会公众防范弱势群体走失风险。

三是推出非正规就业劳动组织从业人员综合保障项目。该项目通过市就业促进中心统一投保、被保险人和政府等按比例共担保费的模式，覆盖全市所有非正规就业从业人员，且涵盖死亡、残疾、医疗等 3 大类、6 项责任，保障全、保额高。并长期持续，不断优化。

（五）加强保险监管，优化保险市场环境

与此同时，上海也加强了对保险市场环境的建设和对保险市场的监管力度，使得健康保险市场健康稳定发展：

一是加强了信息化平台建设。如上海保监局指导行业协会联合中国保信上海分公司创新将财产险公司短期人身险业务信息纳入人身险综合信息平台，实现了行业信息整合和共享，提升了行业经营管理水平、风险管控能力和监管的信息化水平。此外，上海保监局对原有的人身险信息平台进行了升级改造，将产险公司健康险等业务数据纳入平台，整合形成了上海地区完整的健康险数据库，为实行信息化风险管控奠定基础。

二是成了上海保险交易所，提升保险市场效率。2015 年 11 月上海保险交易所获国务院批准同意设立，2016 年 6 月 12 日正式开业，由保监会直接管理。上海保险交易所是严格按照公司法组建的股份有限公司，由 91 家股东发起设立，首期注册资本 22.35 亿元，注册地位于上海自贸区内。保险交易所建立的目的就是通过构建完善的保险市场交易功能与服务体系，提升保险市场效率，促进保险服务现代化，满足人民群众日益增长的保险需求。

三是积极参与"健康中国"战略规划的各项试点工作。如上海是商业健康险个人所得税政策试点地区之一，围绕个人所得税政策试点工作，上海及时出台了实施方案，并明确了税收优惠的具体内容。2018年的个人税收优惠型健康保险试点也将在上海做首批试点。

四是积极做好各项健康保险产品销售的监管工作。如上海针对人身险电话销售管理中的具体问题，发布全国首个人身险电销业务领域行业标准，《上海市人身保险电话销售业务质检作业行业标准》，建立电话销售人员的招聘管理制度和组织行业开展电销质检标准执行情况检查等方面入手，提高整体服务水平。

二、上海健康保险产业发展的现状分析

近年来，上海保险业实现了发展较快，而健康保险也随着"健康上海"的建设进入高速发展的"快车道"：

（一）从总量上看，上海健康保险稳步增长

2011年至2017年，上海健康保险业快速增长，从从事人身保险的保险机构来看，上海人身险的保险机构由48家增加到60家，其中种子保险机构由31家增加到40家，外资保险机构由17家增加到20家。人身险的保费收入也稳步增长，由2011年的519亿元增长到2017年的1158亿元，保持了10%左右的年均增长速度。对人民生活的保障能力逐渐提升，2011年至2017年，保费支出由156.4亿元上升到315.1亿元。上海人身险在上海整个保费收入中的比重由2011年的69%上升到2017年的73%，保险深度由2011年的2.71增长到2017年的3.84，保险密度由2011年的2214元增长到2017年的4790元（见图1）。

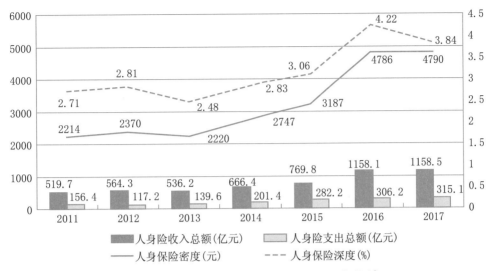

图1 2011年至2017年上海保险市场变化情况

（二）保险结构进一步优化，商业健康险比重稳步上升

从2011年至2017年，上海以市场化手段推动健康保险效果明显，商业健康险快速上升，从46.5亿元上升到213.1亿元，增长了4.6倍，商业健康险占整个人身险的比重也由11.7%上升到18.4%。此外，意外伤害险的比重也由2011年的3.7%上升到2017年的5.5%。健康保险的类型进一步多样化（图2）。

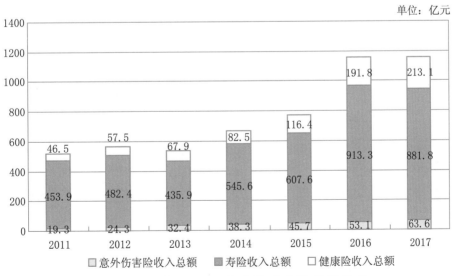

图2 2011年至2017年上海人身险分类构成

163

此外，从更细致的数据看，保障属性强的普通寿险产品增长迅速，保险的"保障性"特征正在日益显现。如 2016 年，上海的普通寿险保费收入同比增长 90.82%，占寿险公司全部业务的 64.13%，占比同比增加 13.29 个百分点。标准保费收入 286.97 亿元，同比增长 42.23%。新单业务增长迅速，保费收入为 864.52 亿元，同比增长 78.00%，占寿险公司全部业务的比例为 77.29%。新单期交业务同比增长 107.53%，其中 3 至 5 年期占比 44.32%，占比同比增加 15.11 个百分点。个险渠道稳步发展，个险渠道累计保费收入 232.53 亿元，占寿险公司业务总量的 20.79%；个险销售人员增员迅速，同比增长 32.02%；人均新单标准保费 10.3 万元，全国排名第一。①

（三）上海健康保险在国内健康保险市场的地位一直领先

2017 年上海保险总额达到 1587.1 亿元，居全国第 9 位，上海总体上的保险深度和保险密度一直处于全国第二位，仅次于北京，2016 年，上海保险深度达到 5.57%（北京 7.39%），保险密度达到 6332 元（北京 8471 元）。在与人们健康普遍相关的人身险方面，2017 年，上海人身险保费收入达到 1158.5 亿元，其中寿险总收入 881.8 亿元，列全国第 9（见表 1），但以人均

表 1　2017 年全国寿险排行榜

单位：亿元

排名	省份	金额	排名	省份	金额
1	江苏	2211.3	6	四川	1161.6
2	广东	1954	7	河北	1023.4
3	山东	1407.5	8	浙江	951.9
4	河南	1298	9	上海	881.8
5	北京	1208.4	10	湖北	830.1

① 上述数据来自上海市金融服务办公室编的《上海金融发展报告（2017）》（上海人民出版社），由于 2017 年的最新数据暂未提供，因此使用了 2016 年数据。

计算的人身险保费收入统计的额度看，上海人均人身险保费收入达到 539.3 元，也仅次于北京（722.7 元）居全国第二位。

三、上海健康保险行业目前的瓶颈与问题分析

虽然，近年来上海保险也在"健康上海"建设中成绩斐然，但仍然存在一些问题，在发展的道路上面临一些压力和瓶颈，需要通过改革不断突破和提升。

（一）保险行业还需进一步回归保险功能

在 2016 年下半年之前，上海在健康保险的发展方面存在一定的瑕疵，即个别健康险公司在销售护理险的同时附加大量万能险账户，但这些保险产品的发展并未反映居民真实的保障型需求，自 2016 年下半年中短存续期产品受限以及 2017 年 5 月保监会发布 134 号文之后，该类产品销售逐渐走弱，当前健康险保费开始显现真实的健康保障需求，随着人身险行业走向规范和保障保险的发展，这一趋势将更加明显。总体而言，目前上海健康保险正在逐渐回归本源，但一些以投资理财为特征的健康产品仍然销售较旺，如 2017 年，以"万能险"为主打产品的安邦人寿上海分公司的销售额仍然达到 245.4 亿元，远高于上海其他的健康险的企业（见表 2）。

（二）健康保险产品创新能力较弱，市场竞争较为激烈

目前，健康保险市场的业务模式总体上仍然比较单一，产品的定价方法相似、精算核算规定相同、保险标的的关联性基本类似，机构产品的利润来源也基本类似。产品创新能力弱导致了机构之间的同质化竞争，健康保险市场差异性较差的特点，如 2011 上海在人身险方面最大的机构是平安寿险上海分公司，份额占 22%，最大的三家机构（平安、国寿和新华）占比超过

表 2　2017 年上海人寿险销售前 10 名

单位：万元

排名	公司名称	合计	排名	公司名称	合计
1	安邦人寿沪分	2454197.67	7	天安人寿沪分	329721.83
2	平安寿沪分	1353190.35	8	泰康沪分	329322.6
3	国寿股份沪分	679511.49	9	平安养老沪分	280859.3
4	上海人寿沪分	646957.4	10	建信人寿沪分	267992.49
5	和谐健康沪分	525162.75		其　他	1879829
6	君康人寿沪分	333910.28			

50%（达到 52%），前五名的机构（太保和生命人寿）占比达到 72%，行业集中度较高（见表 3）。但是到 2017 年，虽然最大的机构（安邦人寿上海分公司）占比上升到 27%，但其他机构占比明显下降，前三大的机构（安邦、平安、国寿）占比下降到 49%，前五大机构（上海人寿、和谐健康）下降到 62%，行业集中度出现了明显下降（见表 4）。这反映出上海市场内的竞争日趋激烈。

表 3　2011 年上海前十大人身险保险公司保费占比

排位	公司名称	保额（亿元）	占比 %	排位	公司名称	保额（亿元）	占比 %
1	平安寿沪分	93.29	22	7	阳光人寿沪分	11.80	3
2	国寿股份沪分	71.79	17	8	建信人寿沪分	10.18	2
3	新华沪分	66.17	15	9	国华人寿沪分	9.28	2
4	泰康沪分	47.50	11	10	国寿存续沪分	7.42	2
5	太保寿沪分	39.67	9		其　他	55.08	13
6	生命人寿沪分	17.63	4				

表 4　2017 年上海前 10 大人身险保险公司保费占比

排位	公司名称	保额（亿元）	占比 %	排位	公司名称	保额（亿元）	占比 %
1	安邦人寿沪分	245.42	27	7	天安人寿沪分	32.97	4
2	平安寿沪分	135.32	15	8	泰康沪分	32.93	3
3	国寿股份沪分	67.95	7	9	平安养老沪分	28.09	3
4	上海人寿沪分	64.70	7	10	建信人寿沪分	26.80	3
5	和谐健康沪分	52.52	6		其 他	187.98	21
6	君康人寿沪分	33.39	4				

（三）健康保险数据信息共享体系建设需要进一步完善

随着金融科技的发展，目前保险行业对大数据的需求越来越强烈，一方面，保险公司需要使用越来越多的信息来源，以深入了解其所涉及的保险风险，另一方面，保险公司也需要能更深入地了解客户，进而推动更多的个性化产品开发和营销，从而做出更准确的承销和定价。健康保险对数据的需求也是如此。但是，目前，保险公司难以获得医院的相关数据，因此很难对人们的医疗保障需求做出更加个性化的产品；同时，由于养老等保险主要通过社保进行，而社会化的保险机构也难以与事业化的社保数据对接。这就导致保险机构只能自己去从一个个的"信息孤岛"中获得数据，导致保险产品难以满足人们日益增长的保险产品的个性化需求，从而极大地增加了保险产品的设计成本，降低了保险服务上海人民健康生活的效率。

（四）保险风险的监管和防范还需要进一步增强

由于保险市场技术发展迅速、同质化竞争和"信息孤岛"等问题，上海的保险市场面临一系列的市场风险、经营风险、政策风险等多重风险。如在商业健康保险方面面临较大的保险机构与被保险人的信息不对称问题，由于健康作为被保险人的个人信息很难被承保人完全掌握，再加上被保险人对自身健康状况并不完全了解，健康险的投保过程很容易出现逆向选择的问题。此外，保险产品设计中的保险责任设计不合理、保险标的定价偏离合理价位等因素都会加大保险经营风险。此外，一些保险机构自身风险防范意识不强，内外风险控制不到位都可能成为保险机构风险爆发点。

四、上海保险业服务"健康上海"建设的趋势分析

随着"健康上海"建设的深入和人们对自身健康越来越重视，特别是2017年11月15日保监会对《健康保险管理办法（征求意见稿）》公开征求意见，说明监管层对未来健康保险的发展高度重视。因此，上海未来健康保险发展前景将更加广阔。

（一）健康保险将进一步回归"健康保障"功能

在2017年第五次全国金融工作会议上，党和国家明确提出了金融要回归本源，其中保险业要"发挥长期稳健风险管理和保障的功能"，因此，未来保险行业在健康保险方面就是要回归本源、突出主业、做精专业，强化"保险业姓保"，发挥长期稳健风险管理和保障功能，努力成为经济"减震器"和社会"稳定器"，更好地服务"健康中国"和"健康上海"的建设，通过从供给端为实体经济提供创新产品服务加强保障型产品的开发与推动，为客户提供更丰富的健康、养老等保障型产品，不断提升长期传统保障型产品占比。同时，通过科技和产品创新，服务传统金融无法覆盖的普通人群，让健康保险之"水"更好地浇灌人们身心健康之"木"。

（二）健康养老及医疗保险等相关保险需求将进一步增强

党的"十九大"报告中明确了保险业在社会保障体系建设中的重要作用，明确提出要"全面实施全民参保计划。完善城镇职工基本养老保险和城乡居

民基本养老保险制度，尽快实现养老保险全国统筹。完善统一的城乡居民基本医疗保险制度和大病保险制度。完善失业、工伤保险制度。建立全国统一的社会保险公共服务平台。统筹城乡社会救助体系，完善最低生活保障制度"的方向，这也将成为未来一段较长时间内上海健康保险努力的方向和目标。

目前，上海老龄人口逐年上升，根据《上海统计年鉴》（2017）公布的数据显示：2016 年 60 岁以上老龄人口已经达到 457.8 万人，占当年全部户籍人口的 31.6%，65 岁以上老龄人口 299 万人，占全部户籍人口的 20.6%，上海已经进入超老龄化社会[①]，养老问题已经成为"健康上海"建设面临的首要问题之一。此外，医疗服务也正成为上海民生建设的重要内容之一，近年来，上海医疗卫生事业稳步上升，截至 2017 年底，全市共有医疗卫生机构 5144 所，卫生技术人员 18.80 万人，户籍人口期望寿命已经达到 83.37 岁，人们的医疗卫生方面支出也上升较快，人均医疗保健支出从 2010 年的 1006 元上升到 2016 年的 2721 元，占居民消费支出的比重从 4.3% 上升到 7.3%[②]，年均增速超过 10%。因此，未来上海在健康养老和居民医疗保障方面的需求将进一步增加。

（三）健康保险将进一步细分以满足不同消费群体的健康需求

随着市场环境的日趋完善以及消费群体的理性成长，健康保险需求将逐渐分化：一是满足一部分高收入群体的健康需求，一些收入较高的家庭从追求更高品质服务的需求出发，购买商业健康保险的比例将越来越高，这将进

---

① 联合国关于老龄化社会的传统标准是一个地区 60 岁以上老人达到总人口的 10%，新标准是 65 岁老人占总人口的 7%，即该地区视为进入老龄化社会，比例达到 14% 即进入深度老龄化，20% 则进入超老龄化。因此，上海已经于 2016 年进入超老龄化社会。

② 以上数据均来自上海市统计局，网址：http：//www.stats-sh.gov.cn/。

一步推动以高端医疗为代表的管理式医疗保险产品需求的增长。二是满足广大中等收入群众的保险需求，特别是他们对于"大病医疗"方面的需求，以避免"因病致贫"现象的产生。三是为低收入群体提供基本的健康保障需求，如流动人口、残疾人口等居民的基本医疗保险服务需求，需要保险公司提供普惠保险服务，从而发挥出保险在社会管理方面的功能。

（四）技术创新将在健康保险业中快速普及

随着大数据、区块链、人工智能等技术在保险领域的快速应用，健康保险对技术创新的需求将越来越高。如可穿戴设备在健康领域的大量应用可以进一步提升保险机构与专门客户之间的互动，从而提升保险为特定人群的服务能力[1]。此外，对高收入群体保险需求的个性化服务对数据信息的依赖程度将进一步提高，需要进行精细化定价和差异化开发一些新型的健康保险产品，这些都需要海量、动态、及时的个人健康信息。而随着互联网科技和健康医疗技术的进步，以前制约健康保险产品创新的数据障碍正在逐渐被打破。此外，RPA（Robotic Process Automation，机器流程自动化）和 AI 技术在自动化方面的应用将进一步改善用户体验，提升保险机构的运营效率。区块链技术也越来越受到保险行业的重视，上海保险交易所已经与包括国泰人寿、友邦集团在内的全球九家保险机构合作启动区块链试验项目，旨在用该技术的安全性和可追溯性提升保险的安全功能。未来上海保险行业在技术应用方面必然将继续走在全国前列。

（五）加强风险防范，守住不发生系统性区域性风险底线

上海保险业将一方面通过提升监管水平和能力，加强对风险研判和预

[1] 目前，国外一些健康险机构如联合健康、安泰和信诺等都已经开始借助健康追踪器与客户互动。

警。通过加强市场行为监管，提升对各类风险的预测、监测、跟踪、督导、检查等力度，密切关注外部经济金融形势变化可能带来的不利影响，强化压力测试和风险排查，加强风险的动态监测、识别和预警，提高防范风险工作的针对性和主动性，将风险防范的关口前移。同时，创新监管方式手段，运用大数据手段不断增强监管的科学性、有效性和针对性。同时，要加强行业自律和企业自律，通过规范市场秩序、完善行业服务与对接机制细化落实保险公司主体责任，深化诉调对接等方式加强对消费者权益保护，维护保险市场的健康和稳定发展。

报告来源：上海社科院健康经济与城市发展研究中心重点课题。

课题负责人：刘亮，副研究员，上海社科院应用经济研究所（执笔）。

上海加强食品安全市场化 社会化监督的思考

　　食品安全是关乎民生的重要问题，近期，习近平同志提出的食品安全监管"四个最严"的要求，韩正同志提出的要完善食品安全工作治理体系，努力建成市民满意的食品安全城市，这些指示都对食品安全监管提出了新的更高要求。从现实来看，上海在食品安全监管体制机制方面进行了卓有成效的改革，同时也取得了积极的成果。但食品安全监管仍然存在着一些市场化、社会化等方面的进步空间，亟待进一步改进。

一、加强食品安全市场化社会化监督的现实背景

　　党的十八大以来，新一届中央领导集体高度重视食品安全问题，重拳严治，以保障人民"舌尖上的安全"。如何在新时代新要求下，坚持以人为本，实现经济和社会全面协调发展的科学发展观，这是食品安全管理面临的主要课题，也是摆在我们面前的既紧迫而又艰巨的任务。

　　十八届三中全会《决定》明确指出，"完善统一权威的食品药品安全监管机构，建立最严格的覆盖全过程的监管制度，建立食品原产地可追溯制度和质量标识制度，保障食品药品安全"。十八届五中全会通过的《中共中央关于制定国民经济和社会发展第十三个五年规划的建议》更是将食品安全问

题提到国家战略高度，明确提出："实施食品安全战略，形成严密高效、社会共治的食品安全治理体系，让人民群众吃得放心。"同时提出了"健康中国建设"计划，这是中国在五年规划中，第一次把食品安全战略提到这样的高度。

2017年1月，中共中央总书记、国家主席、中央军委主席习近平同志对食品安全工作作出重要指示，要求各级党委和政府及有关部门全面做好食品安全工作，坚持最严谨的标准、最严格的监管、最严厉的处罚、最严肃的问责，增强食品安全监管统一性和专业性，切实提高食品安全监管水平和能力。要加强食品安全依法治理，加强基层基础工作，建设职业化检查员队伍，提高餐饮业质量安全水平，加强从"农田到餐桌"全过程食品安全工作，严防、严管、严控食品安全风险，保证广大人民群众吃得放心、安心。

进入21世纪以来，我国食品安全事件时有发生，引发了人们对食品安全的高度关注。随着社会物质财富的日益丰富，科学技术的不断进步，生活水平的逐步提高，广大消费者对食品生产、加工、贮运、销售和消费整个过程表现出了空前的兴趣，不断要求政府和食品生产经营者在食品质量、食品安全、消费者保护方面承担更多的责任。随着科学技术的不断进步和全球一体化的发展，食品安全问题遇到了更大的挑战：一是日新月异的生产、加工等新技术的产生和运用，为食品安全增添了更多的不确定性。二是社会经济一体化导致人们生活习惯改变，更多的人员流动，使得各地的饮食习惯得到更广泛的交流，异地食品也不断得到接受和本地化，其中必然产生"水土不服"的问题。三是全球经济一体化导致食品的国际、国内大流通，其中不同地区、不同安全水平的食品进入各地市场，难以达到严格统一的安全标准。

173

四是人口老龄化问题日趋严重，增加了易病人群。五是新出现的食源性疾病也为食品安全增添了风险。在新的时期，面对新的挑战，旧的食品生产管理方式已经难以保证食品安全。针对食品药品安全的监管及其产业发展，已经成为全球各国关注的焦点问题。在当前全球食品贸易量日益剧增的形势下，世界各国纷纷加大了对本国食品安全的监管力度，食品安全管理法规、机构、监管、信息、教育正在急剧变化。

二、当前食品安全监管所面临的"痛点"

近年来上海食品安全的监管进一步加强，在法律法规不断完善的同时，监管重心下移与监管属地化体制改革到位，基层食品安全共治机制探索形成，从田头到餐桌的全过程监管得到了加强。正是在这一基础上，上海近年来的总体食品安全状况持续保持有序、可控、稳中向好的态势，近三年食品安全风险监测总体合格率保持在97.0%以上，集体性食物中毒发生率持续保持较低水平，未发生重大食品安全事故。市民的食品安全的总体认同率也保持在80%以上。但因食品行业属性、产业发展以及技术进步，当下食品安全监管过程中仍面临一些现实的"痛点"，凸显了食品安全领域内一些深层次矛盾和问题，主要体现在以下几方面：

首先是食品安全监管之"痛"，主要体现为食品企业规模比较小，生产比较分散，产业链较长，导致了食品安全监管困难，"劣币"和"良币"混杂，行业内企业规模化效应难以形成等问题。从某种程度上看，食品产业的形态与格局，决定一座城市所要面临的食品安全挑战。客观上，上海市食品产业链因为受到资源、环境等方面的约束，食品供给对外依赖程度较高，上海市民消耗的农产品中有近七至八成来自外省市。这种依赖"外援"的食品消费和产业结构，决定了大部分食品要历经诸多流通环节，而流通环节中的各企业还是以中小企业为主。从流通企业来看，近3年上海从事食品流通经营商户在逐年增加，截至2016年年底，总数达18.78万户，比2012年底增加了25.2%。从流通经营主体的性质看，其中个体工商户约占总数的52%；同时，数据显示，2016年以来，还有81.2%和79.1%的食品生产企业年销售额和年产值不到2000万元，行业呈现"小、散、弱"的状态。以餐饮为例，中小型餐饮服务企业占到了近七成（68.0%），而餐饮服务环节食品的监督抽检合格率自2010年以来则连续7年低于95%，在本市各个食品生产经营环节中垫底。而在监管过程中，由于行业的这种状况，使得监管任务与资源投入难以协同。调查显示，区局和基层所也感受到"监管任务与监管资源有较大矛盾"（分别为20.0%和21.7%），正反映出监管的这一难题。

其次是食品安全源头之"痛"。"互联网＋"时代的到来，食品生产经营日趋小型化、智能化、网络化，对传统的食品安全监管手段造成了很大挑战。随着经济的快速发展和消费水平的提高，人们的生活方式和消费观念都发生了巨大转变，网络餐饮外卖行业也迅速发展了起来。以"美团外卖"、"饿了么"以及"百度外卖"等为代表的一批网络餐饮平台快速成长起来。但在网络餐饮外卖使得人们的餐饮更加便利快捷的同时，网络餐饮的食品安全问题却日益显现。饿了么、美团外卖等知名企业都曾被曝出黑作坊现象，一些无证无照的快餐店，借助于订餐平台谋取利益。虽然一年前《上海市网络餐饮服务监督管理办法》已经正式实施，并且上海已经针对送餐外卖平台开发了网络订餐食品安全大数据监管平台，食药监人员可以随时在线查看平台上店铺的资质证照，各项监管措施也在不断加强，但网络餐饮行业仍然存

175

在着许多问题。数据显示，2017年一季度"12331"热线的网络订餐举报是去年同期的4倍还要多，同期消保委数据也显示互联网食品和餐饮投诉过千件。我们的调查也显示，消费者对食品类"假冒伪劣"深恶痛绝（44.0%）。而目前网络平台的监管和惩罚力度存在一定程度上的"监管失位"，且政府执法检查结果也尚未打通和外卖平台资信连接的"最后一公里"，食品安全信息未实现真正的互通共享。

第三是行业自律与社会化组织治理之"痛"。相较于公众（内部人）举报、（新）媒介曝光等，第三方组织的介入和监督是确保食品安全的重要力量。社会组织、行业协会以及食品监测机构有督促企业落实主体责任，引导和促进食品生产经营企业依法经营、诚信经营的职能。在国外，行业协会往往成为政府监管的强有力支柱，许多权威的协会对企业的作用是不可估量的。我们的调查也显示，市场监管区局及基层所均认为，可将各类抽检、快检（29.8%和26.3%），风险监测管理（24.3%和25.8%）等业务交由第三方承担，进一步凸显了行业协会、社会组织等第三方在食品安全监管过程中的重要性。从第三方的参与来看，均存在不同程度的问题：从作为重要参与者的第三方检测机构来看，民营第三方检测机构（在相关部门登记备案的仅有6家左右）仍有待进一步发展，其在食品安全监测中的作用有待进一步加强；从相关行业协会来看，食品相关行业协会（40多家）在食品安全监督过程中的作用有待进一步提升，尤其是对于行业自律的作用还没有有效发挥；从食品安全相关社会组织来看，源自民间的监督力量仍然较为分散，相关社会组织仍然较少，有待进一步培育。在实践中，这些第三方组织的介入要么不是很充分，要么由于能力和权限限制，往往"忙而无果"，对违法违规的企业没有任何威慑力，在食品安全监督中发挥的作用极为有限。由此，如何加强行业自律、社会治理也是我们面临的新课题。

综上所述，当前上海在食品安全监管方面虽然取得了相当的成绩，食品安全水平不断得到提升，但仍然存在着一些瓶颈性问题，这些问题的解决，需要创新食品安全的监管机制，即在政府主导的基础上，进一步运用市场化、社会化的各种手段，引入市场力量和社会组织等各方力量，建构多方参与的食品安全治理格局。

三、优化食品安全市场监管体制机制的思路

可以说，食品安全治理领域中"政府失灵"和"市场失灵"发生的根源是"政府公权力"和"市场私权力"缺陷。那么，要进一步加强食品安全的市场化、社会化监督，就需要推动政府、市场以及社会等各方面力量共同参与，形成食品安全的社会共治格局。正是从这个意义上看食品安全社会共治是促进政府职能转变、实现公共利益最大化的重要途径，也是解决食品安全监管中存在的公共服务分散不均、监管力量相对不足和微观环境复杂多变等突出问题的有效手段。通过调动社会各方力量，包括政府监管部门、相关职能部门、生产经营单位、社会组织乃至社会成员，共同关心、支持、参与食品安全工作，形成食品安全社会共管、共治的格局。

创新事中事后监管制度，实现社会协同共管的大管理格局，特别是在信用监管、协同监管、社会共治等方面，评价重点薄弱环节监管是否更加有力、风险隐患是否得到有效防控，行政效能是否显著提升。

首先，要发挥政府在食品安全监管的主导作用。在食品安全监管过程中，政府始终发挥着主导性作用。在制定相关监管政策、履行监管职能以及

推动食品安全标准不断提升的过程中，政府相关部门的改革一直是重要领域。如在 2013 年，根据国务院大部制改革的意见，在市局层面上将食品安全职能（除农业外）全部集中至上海市食品药品监管局，2014 年在各区县层面上将食品安全监管职能全部集中至各区（县）市场监督管理局。通过这一体制改革，将专业管理与综合管理有机地结合起来，强化了事前事中事后的全过程管理，进一步提升了食品安全监管的水平。

其次，要积极运用市场手段，推进企业自律。食品生产经营者是食品安全第一责任人，应当对其生产经营食品的安全性负责，承担食品安全主体责任。食品行业是良心行业，食品生产经营者要有社会责任感，守住道德底线，企业应守法生产经营，诚信自律，对社会和公众负责，接受社会监督，承担社会责任。近年来，上海形成了食品生产企业的信用等级，通过委托第三方机构依据本办法规定，综合食品生产企业行政许可、监督检查、监督抽检以及行政处罚等信用档案记录情况，按年度对食品生产企业开展食品安全信用状况等级评定，对于企业自律发挥了积极的作用。

第三，要推动社会组织积极参与食品安全监管。社会组织具有民间性、专业性和公益性的特点，有一定的信息收集、分析、判断、处理能力，能综合考虑各方的利益诉求，给出更加科学、合理的政策建议。同时，食品相关的社会组织更熟悉行业内部的专业信息、法律、法规等制度规范，可以通过宣传食品安全法律法规以及食品安全操作规则等内容，引导、规范食品行业的生产行为，使其自觉遵守法律、法规和行业的规定；食品相关的社会组织更容易对内部实施有效监督。

178

第四，不断完善和优化评价指标体系。美国等发达国家和地区建立了一套规范、完善的食品安全标准跟踪评价方法和评价指标体系，系统评价标准的执行情况、实施效果和各项技术要求的科学性、适用性、可行性，掌握标准对降低行政成本、减轻监管负担、改进食品生产工艺、促进食品产业发展、促进国民经济增长、保障公众健康等方面的影响，为食品安全标准的制定、修订提供参考依据。

在操作上按照经济影响、社会影响、环境影响等方面，制定食品安全法规标准跟踪评价指标，并不断优化完善。

经济影响主要涉及：市场外部功能和竞争、贸易和投资流动、大/中/小型企业的运营和管理成本、企业管理负担、公共管理部门和机构设置、财产权利分配、创新和研究、消费者和家庭、宏观经济环境等。社会影响主要涉及：市场就业和劳动力、与工作质量相关的标准和权利、特定群体的社会包容和保护、性别平等、权利平等、机会平等、个人和家庭生活、政府、组织、行政管理和媒体伦理、公共卫生和安全、社会保障、医疗、教育、文化等。环境影响主要涉及：气候、能源运输和应用、空气质量、动物、植物、景观的生物多样性、水质量和能源、土地质量和能源、土地利用、可再生和不可再生能源、企业和消费者对环境的影响、废弃物和可循环利用物质、环境风险的可能性和规模等。

监管数据方面，将食品行业产品的符合率、监督抽检各类食品的合格率等数据作为反映标准执行情况的指标。通过研究和分析各类不合格食品检出率升高以及不合格指标超出标准限量的原因，评价食品安全标准具体条款和限量的科学性、合理性。食品安全知识、态度、行为（KAP）指标方面，将食品安全监管人员、食品行业从业人员对食品安全知识、法规、标准的认知水平和食品安全相关行为的好坏作为评价影响食品安全法规、标准的实施效果的指标。

四、加强食品安全市场化、社会化监管的具体建议

从实践来看，静安区在食品安全监管工作中，积极探索社会共治方式，取得了良好的社会反响。一是由街道牵头，组成由执法人员、人大代表及政协委员、行业协会，居委会、消费者与志愿者共同参与的社会监管力量，从食品企业自律意识培养、餐厅餐厨卫生、食品流通销售等各环节，调动社会各界力量对食品安全进行有效全面监督。二是加强企业自律自治。企业诚信、行业自律是食品安全的基石。静安区辖区内的芮欧百货，成立了食品安全自治管委会以及食品安全检查小组，对全部食品经营单位开展定期检查和不定期抽查，并在食品操作加工重点区域安装视频监控设备，确保能及时发现和消除食品安全隐患。这一经验探索，对于形成食品安全市场化、社会化监督体系具有重要的参考价值。

基于当前食品安全监管的"痛点"，我们建议，在今后的食品安全监管过程中，注重运用市场化手段推动企业自我提升的同时，也要充分发挥社会化力量的参与，运用市场化、社会化的机制来进一步提升政府食品安全监管的效率和效果。

（一）要运用市场的力量，推动企业自律及自我提升

一是合理依托"互联网＋"商业平台的创新手段，鼓励规模小、较为分散的食品企业进行适度整合、统一管理。贯彻落实《网络食品安全违法行为查处办法》（国家食品药品监督管理总局令第27号），从原先对生产企业监管的传统模式，改为加强对商业平台的监管。通过建立定期的食品安全抽查机制、企业食品安全档案等方式，将平台上食品供应企业的信用与商业平台整体资质挂钩，充分发挥企业的主体积极性。

二是帮助食品生产企业改进生产工艺和检验手段，加强食品安全控制，尤其是对于那些中小型食品生产企业和民营企业，政府应设立食品安全奖励补贴项目，如为食品企业配置检测检验设施设备、推动食品安全科技创新以及引入高素质管理人员提供支撑，通过提升企业发展能级来加强食品安全控制。

三是通过市场准入，包括标准、认证、商业责任保险等市场化的机制，并以此来把控企业的资质，尤其注意对食品批发市场、农贸市场的进货关的监管，避免无证无照产品公开进入流通渠道，同时，进一步强化食品安全的黑名单制度，以消费者投诉和日常检测强化对企业的监控，引导食品经营企业实现自律。

（二）积极协助政府食品安全监管，发挥行业协会作用

一是发挥枢纽型作用，反映基层食品生产、流通企业诉求，积极参与食品安全行业标准的制定，同时在制定行业标准、办理办法等文件流程中征询食品行业商会意见和建议，尤其是在政府相关食品安全审核之前，赋予相关行业协会以必要的建议权。

二是形成食品安全信息沟通机制，协助食品安全监管部门搜集基层食品企业的运营信息，及时提供行业内食品安全相关的重要信息，积极配合市场监管部门加强食品安全监管。

三是借鉴国外对小商贩柔性管理的经验，监督落实基层小餐饮备案制度的落实情况，创新监督方式，积极参与对属地食品生产企业的食品安全行业监督。

（三）引导市场和社会力量参与食品安全监管

一是出台相关政策，加大对第三方检测机构尤其是民营检测机构的支持

和投入，进一步完善引导第三方检测机构参与食品安全检测监管的全过程的机制（如政府购买第三方机构监管服务），并由此加强对中小型食品企业的日常检测、工艺提升等工作。

二是在不断培育和引导社会组织参与食品安全监管的同时，加强对社会组织食品安全知识普及和能力提升，并在实践中拓展其职能，如宣传食品安全知识、监督食品企业、进行食品安全风险沟通等，并鼓励社会力量（如民间社团等）有序参与食品安全监管。

三是积极推动建立食品安全专家库和重大决策专家咨询制度，在制定行业标准、法规政策等方面充分发挥专家咨询的重要作用，以及多学科、不同专业门类的专家在食品安全风险管理中的作用，在食品安全监管中发挥智库作用。

报告来源：上海市工商联委托课题

课题组负责人：王玉梅，研究员，上海社科院健康经济与健康城市研究中心主任。

课题组成员：汤蕴懿，研究员，上海社科院健康经济与健康城市研究中心秘书长。

于辉，副研究员，上海社科院经济研究所。

张虎祥，博士，上海社科院社会学研究所。

上海食品检查员队伍建设现状与对策研究

食品检查员，即依据法律法规对食品生产、经营企业进行现场监督检查的行政机关或事业单位在编人员。随着食品药品监管体制改革的纵深发展，食品安全职业化检查员队伍建设亟待研究实施。在此背景下，课题组根据国家和上海相关文件要求，开展食品检查员队伍建设现状与对策研究。对比目前上海市食品检查员的队伍建设现状和问题，通过对国内外食品检查员队伍建设情况的分析，提出完善上海食品药品检查员队伍建设的启示与建议。

一、食品检查员队伍建设要求

（一）国家和上海相关文件要求

国家及地方相关文件中多次强调加强"职业化（专业化）检查员队伍"建设。在国家相关文件中，《国民经济和社会发展"十三五"规划纲要》《"健康中国 2030"规划纲要》《"十三五"国家食品安全规划》中都强调建立"职业化"的检查员队伍，《"十三五"国家食品安全规划》中提出了队伍建设思路和人才培养工作的具体要求。

在上海相关文件中，《上海市食品安全"十三五"规划》《上海市行政执

183

法类公务员队伍能力建设三年行动计划（2016—2018）》《上海市建设市民满意的食品安全城市行动方案》进一步提出对"职业化专业化"检查员队伍的要求。

（二）建设思路

从字面理解认为，职业化即工作状态的标准化、规范化、制度化，包含工作中应该遵循的职业行为规范、职业素养和匹配的职业技能。专业化指一个普通的职业群体在一定时期内逐渐符合专业标准，成为专门职业并获得相应专业地位的过程。综合国家和上海相关文件要求，本文认为职业化专业化食品检查员队伍建设思路包括：

1. 目标：努力提高检查员职业素养、业务能力和队伍管理。

2. 路径：一是检查员管理制度建设。依托现有资源，建立符合职业特点并与现代化国际大都市食品监管事业相适应的职业化检查员制度。二是检查员职业保障体系建设。采取多种有效措施，鼓励人才向监管一线流动。三是加强培训考核。加强跨学科高端人才培养，推进网络教育培训平台建设，依托现有省级教育培训机构建立专业实训基地。

3. 具体指标。（1）培训时间：监管人员人均不低于40学时／年，新入职人员人均不低于90学时／年；（2）学历要求：本科以上学历专业技术人员占食品安全监管队伍总人数的70%以上，高层次专业人才占技术队伍的15%以上；（3）专业背景：食品安全一线监管人员中食品相关专业背景的人员占比每年提高2%；（4）队伍规模："十三五"期末，（上海地区）食品药品专职（兼职）检查员达900人。

二、上海食品检查员队伍的现状

（一）数据来源和研究方法

问卷调研。课题组于 2017 年 12 月开展线上问卷调研，共计回收有效问卷 425 份。如图 1、2 所示，调研对象在中心城区和郊区等不同城区，以及区市场监管局机关、执法大队和基层监管所等不同单位类型都有较好分布。95.29% 的调研对象对食品检查较为了解；58.03% 的调研对象从事食品检查工作的年限在 3 年以上。因此，本次调研为代表性强、针对性强的专题调研，调研对象符合预期。

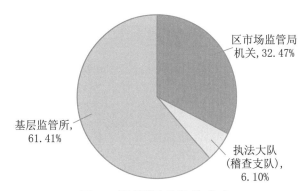

图 1　课题调研单位分布

（二）上海食品检查员基本情况

1. 有资质证书的生产企业检查员。根据 2015 年数据，上海市共有 287 名食品生产许可审查员（图 4），41 名保健食品许可审查员（图 3），但

表 1　保健食品许可审查员分布

工作单位	审查员数量
市食药监局执法总队	10
市食药监局认证审评中心	10
各区县市场监管局	21
总　计	41

是否在岗情况不详。

表 2　食品生产许可审查员分布

工作单位	审查员数量
市食药监局执法总队	56
市质量监督检验技术研究院	44
各区县市场监管局	187
总　计	287

2. 基层执法的食品检查员。

（1）食品检查人员数量

根据《食品药品监督管理统计信息系统》，2015 年上海各区市场监督管理局的食品监管人员编制数达到 4762 名，到岗数则为 4401 名，存在较大的编制空缺。

调研结果显示，基层监管所和执法大队（稽查支队）中从事食品检查工作的人员一般在 20 人以内，区市场监管局机关中从事食品检查工作的人员浮动范围很大。

表 3　不同单位性质对直接从事食品检查人员数量掌握情况

单位性质	1—10 人	11—20 人	21—30 人	31—40 人	其他
区市场监管局机关	37	25	7	23	38
区市场监管局执法大队（稽查支队）	14	10	0	2	0
基层监管所	180	59	2	2	6

（2）从事食品检查工作的时间

被调研者多数具有 2 年以下的工作经验，具体分布如图 2。由此可知，

在基层一线从事食品检查工作的人员属于年轻化的队伍，亟需加强工作

实践，积累经验。

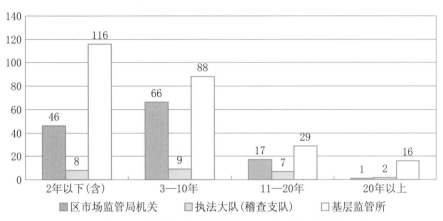

图2 在不同单位从事食品检查工作时间的情况分布

（3）专兼职人员比例

在区市场监管局和基层监管所，仅有4成的调研对象认为本单位有专职检查员（图3）。在电话访谈中，受访对象明确表达了所在基层监管所没有专职食品检查员这一情况，在监管面积不大或监管对象较少的情况下，可能有少数监管所可以设立专职食品检查员。

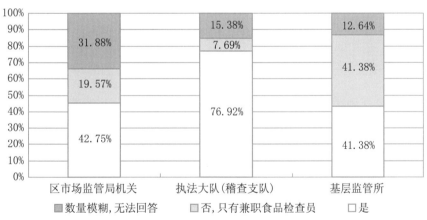

图3 不同单位性质对是否有专职食品检查员的看法分布

187

以上情况推断，在基层监管所，专职检查员队伍尚未建立或基层专职食品检查员基本没有与其他检查员区分，故大部分调查对象对于专职或兼职的认识不清晰，数量无法固定。

（4）食品检查的主要对象

以餐饮单位和食品经营企业为主，其次是食品生产企业等。被调研者认为基层食品检查应加强的环节按高到低依次是餐饮单位（55.06%）、食品生产企业（26.91%）、食品经营企业（14.32%）。由此可知，基于风险的考虑，食品检查应当更多关注餐饮单位和食品生产企业。

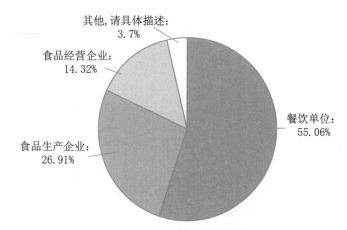

图4　调研对象对于基层食品检查应加强环节的选择情况

3. 管理制度。目前，针对食品检查员的管理，上海市食品药品监督管理局已起草《上海市食品药品检查员管理办法》和《上海市食品检查员管理细则》。在检查规范化方面，2016年上海市食药监局已制定《食品生产、流通、餐饮各环节监督检查及监督抽检标准操作规程（SOP）》和《关于进一步推进餐饮服务单位食品安全ABC规范化管理工作的通知》，指导基层开展食品安全监管工作。在检查频次方面，已有《食品生产经营风险分级管理办法》，并已制定《上海市高风险食品生产经营企业目录》，计划提高高风险生产经营企业的监管频次。

（三）队伍建设的主要问题

根据前期的文献调研，经数据统计，以综合排序得分①将检查员队伍建设中问题按重要程度依次排序如下：

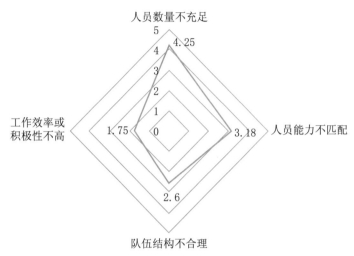

图5 食品检查员队伍建设中的主要问题综合排序

1. 人员数量尚不满足监管需要。人员数量与检查任务量是相对应的关系。由于产业发展、监管要求提升，监管频次增加，当前人员数量不充足的首要问题是人员数量跟不上检查任务量增速（88.4%），还有人员经常统筹安排其他工作任务（73.33%）。据基层反映，目前检查中，没有体现风险分级与监管频次的关系，食品检查频次的要求较高，工作量繁重，难以完成。部分繁琐程序更是激化了人员数量不足的问题。

其他因素还有受限于编制数量（53.33%）。编制有空余的情况下，也难招到足够人员。因为有经验的食品检查员往往被借调到市场局法制科、食品科等，且人次较多，影响了基层食品检查员的数量。

① 选项平均综合得分＝（∑频数×权值）/本题填写人次。权值由选项被排列的位置决定。例如有3个选项参与排序，那排在第一个位置的权值为3，第二个位置权值为2，第三个位置权值为1。

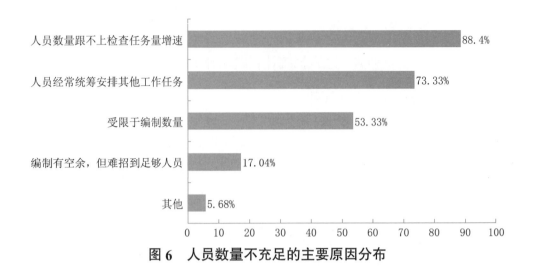

图 6　人员数量不充足的主要原因分布

2. 人员能力与新形势监管任务尚不匹配。人员能力不匹配的主要原因在于执法经验不足（80%）、专业背景不匹配（78.02%）、培训不到位（60.74%），缺乏能力考核机制（36.54%）。

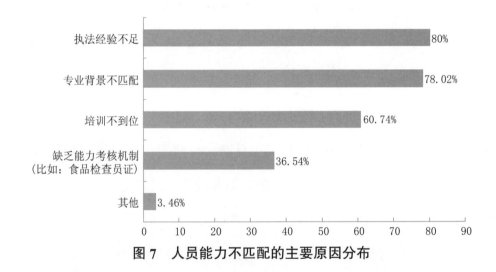

图 7　人员能力不匹配的主要原因分布

受访对象普遍认为加强职业技能培训十分重要，通过培训来弥补执法经验、专业背景的不足。然而，目前组织的培训针对实际操作的方法较少。培训内容需要根据不同专业背景的人员进行调整。带教的方式在食品检查员人才培养方面很重要，可以教授检查经验。但是由于带教老师资源不足、工作没有余力以及新进人员条线多难以进行专业学习等因素，通过带教培养人员的方法已不适用。

3. 队伍结构不合理。队伍结构不合理主要体现在专职检查员和兼职检查员比例不合理（72.1%），专职检查员分散在不同单位、难以统一管理（57.53%），同时，每个所的原食药监人员数量不平衡，年龄分布结构不合理（47.41%），体现在新人老人的不平衡。

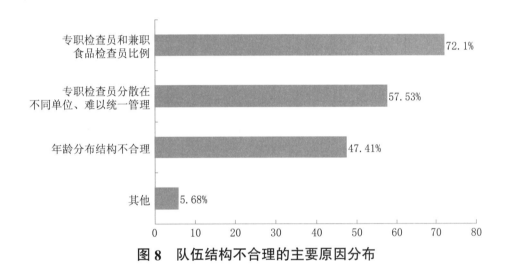

图8 队伍结构不合理的主要原因分布

专职检查员严重不足的另一种表现形式是检查员个人工作条线过多。访谈结果表明，大部分基层监管所的工作分工是延续原来工商的模式。因此，即使是原食品专业监管人员，也很难在兼顾所有条线的同时及时掌握食品监管工作的变化和要求。

4. 工作效率或积极性不高。调研对象认为，主要原因在于：缺乏合理的激励机制（68.64%，现状是完全无激励机制），标准检查流程过于繁琐（64.69%），市场综合监管体制改革后，工作机制尚未理顺（61.73%），体现在：事务多，投诉举报多，影响检查，疲于应付，缺乏合理的考核机制（42.22%，现状是只有惩罚并无奖励），工作职责不清晰（42.22%），检查设

191

备落后影响工作效率（38.27%）。

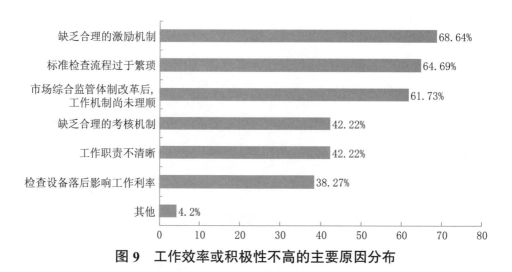

缺乏合理的激励机制　　　　68.64%
标准检查流程过于繁琐　　　64.69%
市场综合监管体制改革后，工作机制尚未理顺　　61.73%
缺乏合理的考核机制　　　42.22%
工作职责不清晰　　　42.22%
检查设备落后影响工作利率　　38.27%
其他　　4.2%

图9　工作效率或积极性不高的主要原因分布

在基层，由于专业背景和激励机制等的多种影响，原工商人员不能完成食品检查工作，任务量相对较轻。另一方面，人员从"一专多能"转变为"多专多能"并不现实。无论调研对象的工作年限长短，加强人员资质管理、职业规划和绩效制度是普遍关注的内容。

（四）基层食品检查的其他问题

受访对象表示，市场综合监管体制改革以后，对食品的监管大大削弱。一是市场局机关的食品业务人员数量的减少导致业务能力的减弱。二是沟通交流机制不完善。体现在向上咨询的途径不畅通、市局和区市场局向下的指导不足、纵向横向沟通交流的机制太少。三是监管文化有待调和。基层市场机构改革以后，工商、质监和食药监的监管文化冲突依然有待调和。如在处罚方面，会出现与"四个最严"的要求相违背的情况。

三、国内其他省市对食品检查员队伍的管理

通过检索大陆31个省级食药监部门政府网站发现，截至2017年11月

30 日，2013 年以来已有黑龙江、云南等 8 个省份出台省级食品检查员相关管理办法，在食品监管中探索职业化检查员队伍制度。9 部省级法规针对不同的食品检查对象，但四川、云南、广西特别针对食品生产和审评环节。此外，从新闻报道中了解到，石家庄、连云港、沈阳 3 个地级市及张家港、沂源 2 个县级市也出台了共计 9 部相关规范性文件，但课题组并未能获取原文。课题组对上述 18 部食品检查员相关法律法规梳理后，总结国内其他省市对食品检查员队伍的管理经验如下：

（一）队伍建立形式和规模

为弥补国家认证的食品生产审查员的不足，多个省市已通过建立检查员库、考核聘任等形式，建立了职业化食品生产检查的检查员队伍。部分省市如江西，成立专门机构构建职业化检查员队伍。

1. 建立检查员库。陕西、福建、河南、云南、河北等省份已建立省级检查员库。福建省检查员库分为食品生产许可审查员库和保健食品、化妆品检查员库，但检查员库的具体规模未给予明确公布。2015 年云南省已有 135 人通过监督检查员培训及考试，审核合格，成为云南省第一批食品生产监督检查员。河北省于 2017 年 6 月组建餐饮食品安全检查员库，共有 219 人。

2. 考核聘任。安徽省虽未建立相关检查员库，但每一批聘任的食品生产检查员都在省食药监局官方网站上公布聘任者姓名、工作单位、职务、检查区域等信息。安徽省在 2017 年培训了 2 批共计约 200 余名检查员，在单位初审、推荐的基础上，经短期封闭式 3 天培训、考试和资格复核，聘任了共计 200 余名食品生产检查员，聘期 5 年。江西省确立 106 人为第一批食品经营检查员。广西区局已完成首批 6 名职业检查员的聘用工作，于 1 月 9 日全部到岗。

193

在市级层面，沈阳市目前职业化检查员达到 215 人，其中高级 23 人、中级 63 人、初级 129 人。连云港市未明确公布现有检查员队伍规模，但力争在 2017 年底前，建立一支 100 人左右的食品安全检查员队伍。

3. 专职检查员比例。仅河南做出详细规定：全省专职检查员人数应占全省食品药品监管系统在编人员（含事业编制）的 25% 左右。其中：省级专职检查员人数不少于同级食品药品监管系统在编人员的 20%，各省辖市专职检查员人数不少于 25%，各县（市、区）专职检查员人数不少于 30%。人员编制原则上从各级食品药品监管部门内部调剂解决。

（二）岗位条件和责任

1. 申报条件。一般包括个人品德、工作年限、学历职称、业务能力等四个方面。个人品德方面，较多地表述为遵纪守法、作风严谨、廉洁公正等。工作年限方面，要求具有至少 1 年 /3 年 /5 年的食品相关工作经验。学历职称方面，最低学历要求为本科的居多，最低技术职称要求为中级的居多。且工作年限往往与学历职称相互挂钩，如陕西要求相关专业本科以上学历的，1 年以上工作经验即可；相关专业大专学历或中级以上技术职称的，需 3 年以上工作经验。业务能力方面，衡量标准涉及身体素质、岗位相关度、沟通协作能力、理论知识掌握情况、法律法规掌握情况等多个维度。

2. 审核聘任。省级食品检查员审核主体均为省级食药监管部门，但从审核到录用的流程不一。其中陕西省较为简略，报名人员经所在单位推荐由省食品监督所审查、人事处审核认定通过即可录用。通常为单位初审、推荐、培训、考试和资格复核的流程。

3. 责任制度。除遵纪守法、佩戴仪器证件及现场检查流程等基础要求外，云南、河南、福建都特别规定了组长负责制的现场检查制度。这一制度很大程度上实现检查员工作的独立性与检查工作的完成度之间的有效平衡，为检查员队伍的专业化提供制度支撑。

此外，河南还特别规定检查组长对各类现场检查和技术审评结果终身负责的制度，对检查员提升检查能力提出了更高要求。

（三）日常管理

1. 档案管理。黑龙江特别要求检查员的信息档案统一由省局进行归档、管理。检查员个人信息发生变化时，应及时报告省局予以变更。检查员档案包括：黑龙江省乳制品质量安全检查员推荐表、检查员证书复印件、学历证书复印件、身份证复印件、培训考核资料、乳制品质量安全现场检查廉政回执单等材料。

2. 抽调检查。使用原则陕西规定较为笼统，仅规定了公平、公正、回避三大原则；福建规定较为详细，包括统筹安排、科学合理、利益回避、随机选派四项原则。部分省市还明确规定地域回避。

在检查员队伍部分乃至全部兼职化情况下，检查员被抽调执行检查工作时必然与本职工作冲突，对此，陕西、福建均设定相应的检查员工作保障机制，主要措施有：明确单位和个人都有服从选派的义务、不能参加时单位应另派人员、检查员本人应书面说明、支持抽调的情况纳入单位考核等。

3. 装备与经费保障。仅河南对检查员执行检查任务时的装备与经费情况做出规定：各级检查员管理机构要具备检查查验所必需的设备、装备，所需经费按规定列入各级财政预算。

（四）评定与晋升

1. 分级管理。河南根据检查员的专业能力和任职资历，将全省专职检查员由低到高分为四个专业级别，即：助理检查员、初级检查员、中级检查

195

员、高级检查员。在数量分布上，省级专职检查员中中级、高级以上专职检查员分别不少于 70% 和 50%；市级专职检查员中分别不少于 60% 和 30%；县级专职检查员中，中级以上专职检查员不少于 50%。此外，广西也规定了相应的分级管理制度，但仅简略规定初级、中级、高级和专家级四个级别，定岗分级并与待遇挂钩。

2. 晋升机制。仅福建对检查员晋升至高级检查员的条件及渠道作出详细规定，条件涉及年龄、注册资格、检查次数、培训时数、行为规范等方面；相关申请材料一般通过检查员管理部门递交，审核通过后予以聘任。

（五）培训与考核

1. 培训。陕西的规定较为灵活，仅要求培训工作每年不少于 15 小时，检查依据的有关规定发生重大变化时，应对检查员进行专题培训。河南要求检查员培训内容包括法律法规、专业技能以及职业道德等方面。

2. 考核和淘汰。检查员经正式聘用后，主管部门将在聘期内或聘期届满前后进行综合评定。评定内容为工作参与情况、业务考核成绩等。凡评定不合格的，予以解聘；符合条件的，由省局给予换发证书或继续聘任。

部分规定还详细地设置了年度考核结果及对应处理办法，年度考评为不合格的，注销、暂停检查员资格，降低其专业级别，调离检查员队伍。除考核不通过外，陕西、黑龙江、福建三省还实行检查员在某些情形后的"一票否决制"。

3. 纪检监督。纪检监督，即检查员在履职与廉洁方面的内部保障机制。黑龙江、福建中均有所涉及，但侧重点不同。黑龙江仅规定驻局纪检监察部门负责检查员在履职与廉洁方面的举报受理和查处工作；福建要求特定情况下，依检查员相关情节轻重给予不同程度的违纪处分及必要时的法律责任追究。

四、国外发达国家和地区对食品检查员队伍的管理

（一）美国食品检查员队伍的管理

美国食品安全监管制度具有多部门联合监管的特点。其中，美国食品药物管理局（FDA）下属的食品安全与应用营养中心（CFSAN）负责监管国内和进口贸易中除肉类、禽类、加工蛋制品以外的所有食品，其监督管理的食品合计约占美国食品消费总量的 80%[①]。

1. 检查职责分工。FDA 的食品安全和应用营养中心（CFSAN）保证美国食品供应能够安全、卫生、有益，标签、标示真实。FDA 所有管辖产品的监督检查工作全部由监管事务办公室（ORA）负责，ORA 下属的人类和动物食品运营办公室主要负责食品的现场检查和飞行检查。FDA 对食品生产企业的检查频率取决于食品生产企业的风险高低。

2. 检查员的分类与分级。FDA 检查员的职务名称为消费者安全官员（Consumer Safety Officer），分为五大类，食品检查员是其中的一类。FDA 检查员有明确的职业代码，为 GS-0696，根据工作任务的性质和承担责任的轻重分为 6 级，见表 4。

3. 检查员的任职要求。应聘 FDA 各级检查员不需要进行笔试，除了应聘者必须是美国国籍之外，本职位所有的其他要求如下：（1）基本要求。应聘最低级别（GS-5 级别）的岗位，必须在经认证的大学完成本科教育，包括 30 个学分课时的生物、化学、药学等与检查员工作有关的科学领域。应

[①] 元延芳等："美国食品监督检查制度的分析和借鉴"，《食品与机械》2017 年第 1 期。

表 4　FDA 检查员的分级及职责

级别（由高到低）	检查职责
GS-13	辖区主要负责人，审阅检查报告，提出建议。
GS-12	检查新技术企业，与州、地方政府沟通，解释法规。
GS-11	检查复杂工艺的企业，对下级检查员培训。
GS-9	可独立检查，收集证据，抽样，提出法律处置措施，准备详细检查报告。
GS-7	检查仓库、批发、零售类企业、小型生产企业；一般是检查企业卫生，产品标签和包装是否合规。
GS-5	上级指导下开展工作。

聘级别高于 GS-5 的岗位，必须有额外的专业经验；（2）体能要求。部分检查员要求必须拥有驾照。对于级别较低的检查员（GS-5 或 GS-7），通常需要进行严格的体检。

4. 检查员的薪酬福利。联邦政府公务员工资制度以职位分级为基础。FDA 检查员同样执行联邦政府一般职务序列（GS）公务员的基本工资，实行法定工资体系下的基本工资制度，按照基本工资表的等级、阶级获得对应额度基本工资[1]。根据全国范围内私营企业工人工资变化的统计，基本工资表通常每年 1 月进行调整[2]。

5. 检查员的培训。FDA 高度重视监督检查员的培训工作，培训方式及内容主要包括三方面内容：一是多渠道、多类型的检查培训，例如，FDA 监管事务办公室内设的培训中心，即 ORA 大学（ORAU），或者与其他授权单位合作，通过网络授课和课堂授课两种形式，对食品检查员进行定期培训

[1]　2017 General Schedule（Base）.https：//www.opm.gov/policy-data-oversight/pay-leave/salaries-wages/ salary-tables/pdf/2017/GS.pdf，2017-09-06.

[2]　General Schedule Classification and Pay.https：//www.opm.gov/policy-data-oversight/pay-leave/pay-systems/general-schedule/，2017-09-06.

和认证工作；二是编辑各类产品（包括食品）检查案例，指导各地检查员统一检查规范；三是统一培训标准。美国建立了自愿性全国零售食品监管项目标准（VNFRPS）和食品生产商监管项目标准（MFRPS）两个标准，以确保监督检查质量的统一性。

（二）英国食品检查员队伍管理

英国的食品安全监管体系分为中央和地方2个层级，两者合作完成食品安全的监管。中央机构主要是食品标准局（FSA）和苏格兰食品标准局（FSS）。在地方监管的层面，主要是地方政府的环境卫生管理部门。

1. 检查员的分类以及职责。在英国的不同地区，食品检查分类不同。英格兰地区地方机构的食品监管官员分为贸易标准官员和环境卫生官员两种。贸易标准官员负责食品的标签、重量等。环境卫生官员除负责监管食品卫生以外，还负责房屋问题、空气污染等事项。

2. 检查员的工作。英国食品标准局对检查人员、检查频率、检查程序、检查类型、检查设备等都做了规定，对乳制品卫生检查、屠宰前检查、动物副产品、进出口肉类和动物等制定了官方控制手册，针对超市、餐馆、外卖店、酒吧、咖啡厅和旅馆等涉及就餐和食品销售的场所建立了"食品卫生评定"制度，依据评定所得分数采取不同的检查频率（表5）。餐饮单位

表5　食品卫生检查评定等级

风险等级	分　数	最低干预频率（/次）
A	≥ 92	6 个月
B	72—91	12 个月
C	52—71	18 个月
D	31—51	24 个月
E	0—30	36 个月

的食品检查员并不需要特别专业，对食品企业进行食品标准检查时，制定了规范化的评价表格。

3. 检查员的任职要求和培训。食品检查人员有持续性的、专业性的职业发展规划，由环境健康研究院和职业安全健康研究院联合完成个人的职业计划安排和培训。培训有网络培训、现场授课等多种形式。可以由第三方机构提供培训服务。

英国苏格兰地区 FSS 的检查员负责检查禽畜屠宰、肉类切割和生鲜调理制品的食品企业，要求为兽医专业毕业，入职前通常经过 4 周培训，如从事肉类卫生检查工作，需要进行 6 周培训。

4. 检查员的薪酬福利。FSA 和 FSS 的检查员收入较高。但是地方检查餐饮单位的食品检查员年薪在 2 万英镑左右，属于收入较低的人群。因此，不可能有专业水平特别高的人员从事餐饮单位的食品检查员工作。从事餐饮单位食品检查的人员往往是刚毕业、缺乏社会工作经验人员或即将退休、没有专业技能的人员。

5. 监督考核。执法人员的工作受到监督。伦敦城内合作食品安全执法联合大队成员被要求就全年工作目标完成 84 小时的质量评估和内部监管，其中包括准备期，一对一工作计划汇报，每六个月的工作反馈以及年终总结。另外，FSA 和 FSS 对地方食品监管机构每 3 年进行工作审计，审计内容主要围绕食品安全监管的尽职情况，而并非当地食品安全状况，每次审计有不同的侧重点。

（三）对比分析启示

综合国外发达国家和地区对食品检查员的管理情况，可以发现，国外对检查员实施了规范的管理，建立了专职化队伍，有明确的职业发展规划：

1. 规范化的管理，体现在：（1）检查法律依据和保护。用公务员法、人事法及质量管理规则来保障；（2）国家层面实施统一的检查程序，指导检查员开展所有基本活动以保证现场检查的质量、一致性和效率性。（3）国家层面组织统一的培训和考试，确保各个专业领域中均有足够数量的、合格的检查员，以便能够完成官方检查工作。

2. 专职化队伍。国家中央机构的食品检查员队伍是专业化程度高的专职化队伍。在地方层面，基层食品检查虽然与地方其他事务属于同一地方机构，但是地方机构中从事食品检查的人员是专职的。基层的专职人员之间又有细分，区分了一般的食品检查和食物中毒调查人员，实现专业人才做专业的事。

3. 明确的职业发展规划和培训计划。美国食品检查员属于公务员序列，分为6级，药品检查员还有另外的技术分级体系。英国食品检查人员有持续性的、专业性的职业发展规划，有了政府的工作经验，可以较为方便地就职于食品生产企业。

五、完善上海食品检查员队伍建设的思考与建议

建立职业化专业化食品检查员队伍，不仅是国外发达国家和地区食品检查员队伍的显著特点，是落实中央到地方相关文件的要求，是国内其他省市对食品检查员队伍建设的目标，同时也是上海市基层食品检查员的心愿。上海市食品检查员队伍建设的主要矛盾是职业化专业化的目标、需求与基层监管人员少、条线多的现状之间的矛盾。因此，完善队伍建设不能单独从队伍建设本身着力，需要结合食品检查工作和市区两级指导机制进行顶层设计。

（一）队伍建设方面

1. 完善法律法规，明确职业保证。制定相关法规将食品检查员纳入国

家职业资格制度，明确职业化食品检查员的职务名称，建立能反映专业技术人员技术水平、工作能力的职称级别，并设计职级相对应的检查内容和责任。扩大潜在检查员范围，企业或政府从事食品检查工作的人员都可以申请职称考评。对不同职称向食品检查员职称的转化设定条件。

2. 专职检查员队伍的建设。亚当·斯密提出分工带来的专业化是国民财富增进的关键。在人员数量相关固定的前提下，现阶段食品检查员的专职化，才可能够提高监管工作的质量和效率。检查员队伍的专职化应优先食品生产检查员的专职化。上海目前食品生产检查员分散，亟待打破"条块"分工的限制，掌握底数，进行统一管理。可以通过对单位初审、推荐的资深检查员培训、考试和资格复核、发证的形式，满足持证上岗的要求，快速建立专业化队伍。同时，在专业化食品生产检查员的基础上，建立基层食品检查人员库，重视食品检查经验的传承。对有一定经验的检查员进行集中管理，减缓基层资深食品检查员流失现象。

3. 实现分类分级管理。建议参考FDA的食品检查员分类和分级，根据食品检查员的资质确定不同等级，并对应设立不同等级的工作任务以及承担的责任。"分类"指区分食品生产与食品经营、餐饮单位的检查，"分级"是指基于职称级别或现有的内部规定，对不同水平的检查员分级管理。每个类别、每个区域都有不同等级的检查员，分别处理一般日常检查和技术分析任务。从市局到基层，高等级的检查员的占比分布应由高到低。

4. 加强实操性培训。加强市局层面的相关培训。加强培训必须以建立专业检查员队伍为前提。培训形式上，为取得更好的培训效果，尽快掌握食品检查经验，建议增加实际场景模拟等培训形式，增加食物中毒应急演练，在培训中结合专业的讲解，分析具体的错误。同时，注重网络培训（包括电脑端和微信端），灵活的培训时间有利于提高培训效率和覆盖面。

5.实施与绩效挂钩的考核。薪酬激励依然是基层检查员认可的一种有效的激励机制。市级层面虽不能直接参与基层食品检查的绩效考核，但可以建议对于基层是否实施了基于绩效的考核，以此作为评判食品安全地方主体责任落实情况的一个重要指标。检查员的绩效考核对过程指标和结果指标都要考虑，如任务完成、培训参与、工作能力等因素，考核结果最终应体现出薪酬水平的差异。

（二）检查工作方面

1.日常检查和执法的工作要求和人员应该进一步区分，杜绝"执法检查化"、"检查执法化"。尤其在基层，区分一般的食品检查和疑似食物中毒的调查，专业要求不一样。

2.建立基于风险的食品检查，降低低风险企业的监管频次。在检查人员数量不变的情况下，单次检查时间和检查频次是相互制约的矛盾关系。建议对企业评级加重考虑风险评估、将企业评级结果与检查频率相联系，进一步体现风险分级与监管频次的关系——不仅对高风险企业提高监管频次，更要对低风险企业降低监管频次，实现监管资源合理配置。

3.监管的流程亟需标准化，降低日常检查的专业要求。上海推行标准化检查流程是可行的，但是应及时更新完善现有标准操作规程文件。为提高效率对不同单位的检查项进一步区分。

（三）机制建设方面

1.进一步加强业务指导。建议优化"市—区—基层"三级、双向的正式沟通机制，同时增加会议交流等非正式沟通渠道。

2.完善科学合理的问责机制。权责不符是导致基层食品检查人员流失、

203

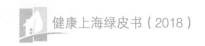

降低工作热情的一个重要因素。国外对地方食品机构的工作审计，强调尽职原则，即按照法规、政策的要求，履行了自己的责任义务，就不必担责。建议进一步梳理基层食品监管权责不相符的情况。

3. 解决编制对人员向一线流动的限制。目前，食品检查的人员是参公的事业编制，市场监管局机关人员为公务员编制，两者不能转换，限制了人员向一线流动。建议将到基层监管所的基层轮岗工作，作为市场局机关新进人员公务员的必经培训阶段，并进一步与公务员晋升相关联。

报告来源：上海市食品药品监督管理局2017年专项课题。

课题负责人：杨依晗，工程师，上海市食品药品监督管理局科技情报研究所。

课题组成员：桂阳、王晨诚、王颖、杨绎雯，上海市食品药品监督管理局科技情报研究所。

胡迪，上海市食品药品监督管理局组织人事处。

张露霞，上海市食品药品监督管理局食品药品安全协调督查处。

上海夜市发展管理与 国内外监管启示

夜市在我国历史悠久，起源于汉代，经历唐代"过渡期"、宋代"成熟期"、明清"多元期"，至今仍然保留，老百姓对夜市的需求可见一斑。夜市作为城市经济不可或缺的一部分，它所展现的不仅是商品经济的发展，同时也包含对城市文化的传承。

上海这座充满青春活力的城市，灯火通明的夜市是一大景观。但是，食品夜市的发展却由于无证无照、食品卫生，以及交通受阻等问题，降低了城市的吸引力与人们的满意度。

一、上海夜市发展现状

（一）上海夜市的发展演变

20 世纪 90 年代初，上海夜市初步形成规模，其中比如云南南路、吴江路美食一条街、寿宁路的小龙虾夜市、彭浦夜市、昌里路夜市等，丰富了上海人民的生活。随着城市建设发展，在食品安全等社会问题的影响下，相当一部分夜市发生了变化，同时也引入了新的模式（表 1）。

205

表 1　上海目前夜市类型及形态分布

夜市类型	餐饮集聚型的夜市广场	入驻商场内部的美食广场	休闲美食街	
典型夜市	锦江乐园士林夜市 周浦夜市	新彭浦夜市	传统：新吴江路、寿宁路	新型：老外街 大学路
空间形态布局	园区型	综合建筑体型	"线"街道型	
备注	较少	较少	较多	

（二）典型上海夜市介绍

1. 彭浦夜市为代表的"负面典型"。2014年以前，彭浦夜市景象繁盛。由于噪声污染、交通受阻等问题，经整治，多数餐饮摊主搬迁到"夜食尚"楼内，进行正规化管理。三层楼的"夜食尚"却难以再现当年的热闹景象，附近路边摊现象再次回潮。

同样的情形也发生在川沙夜市。过去是美食一条街，无序设摊、油烟扰民、跨门经营等各类问题并存；如今，川沙夜市，通过市场化运营，将一批受欢迎的、具有一定经营水平的餐饮店集中管理，但出现了同质化严重、损失原积攒客户等新问题。

2. 锦江乐园士林夜市为代表的"正面典型"。相比于其他马路夜市，士林夜市是一个相对封闭的环境，远离居民区。地处一号线锦江乐园站，交通方便。

（1）食品安全全方位保障。所有摊位的食材全部由锦江乐园方面统一采购、配送，供应商由锦江乐园方面进行审核，从源头确保食品安全。餐厨垃圾和废弃油脂也统一由园方收运处置。相关摊位必须安装油烟净化设施，确保达标排放。摊位内安装了监控探头，所有的操作过程均曝光。此外，园方统一购买了食品安全保险，属夜市领域中的"首创"。

（2）注重品种创新，丰富夜市内涵。2017年，士林夜市更新了六成小吃品种，淘汰了那些难以满足市场需求的品种，同时带来了更多"网红"美味。除了42家小吃销售摊位，还特地增设了"产地直运水果"零售、伴手礼，甚至是游戏区域。

（3）夜市管理更规范。42家摊贩均完成了小型餐饮临时备案，并悬挂上海市小型餐饮服务提供者临时备案服务公示卡。所有摊贩必须持有健康证，消费者扫描二维码，即能查询到摊位食品安全的最新监管信息。

（三）上海食品夜市现状问卷调研结果与分析

1. 基本情况。采取网上发布与提交方式，共收到有效问卷187份。问卷总题目数为20个，按照1:5—1:10的比例要求，问卷应为100—200份，因此本问卷调研符合相关要求，基本情况如表2。调研样本量男女比例约为6:4，年龄分布以40岁以下的青年为主，文化程度以本科为主，企业、行政事业单位、在校学生基本相当。

表2　基本情况

变量	等级	所占比例	变量	等级	所占比例
性别	男	39.57%	文化程度	高中（含中专、职校）或以下	2.67%
	女	60.43%		大专	11.23%
年龄	20岁以下	13.90%		本科	54.55%
	20—29岁	26.20%		研究生及以上	31.55%
	30—39岁	35.29%	工作性质	企业	41.18%
	40—49岁	18.72%		行政事业单位	23.53%
	50—59岁	3.74%		在校学生	32.09%
	60岁以上	2.14%		其他	3.21%

2. 对本市夜市的总体评价。根据问卷调研结果，超半数的被调研者

给予本市夜市的评价是一般，占 68.45%，表示非常满意和满意的人数占 18.72%，表示不太满意和很不满意的占 12.83%（表 3）。

表 3 对本市夜市的综合评价情况分布

参数编码	代表字段	占比（%）
1	非常满意	2.14
2	满意	16.58
3	一般	68.45
4	不太满意	10.16
5	很不满意	2.67

经 SPSS 统计分析得出，综合评价的均值为 2.95（表 4），综合评价处于满意与一般之间，偏向于一般。

表 4 综合评价总体样本统计量

	N	均值	标准差	均值的标准误
综合评价	187	2.95	.678	.050

由表 5 可知，P = 0.431 > 0.05，表明不同年龄段之间，本市夜市的综合评价没有显著差异。

表 5 不同年龄段对综合评价的单因素方差分析

	平方和	df	均方	F	显著性
组间	2.255	5	.451	.981	.431
组内	83.210	181	.460		
总数	85.465	186			

以年龄为例，其他因素如工作性质、文化程度等，均对综合评价的影响不显著。公众对本市夜市的综合评价具有一定趋向性，处于一般水平。对夜市的综合评价需要考虑多方面因素，总体而言，被调研者的趋同性表明本市

夜市确实存在某些不太乐观的因素，还需要加强对夜市的发展与治理才能提高老百姓的满意度。

3. 消费者的需求。经问卷调研可知，很少有消费者由于夜市的口碑名气前往消费，大多数是出于自身的某种需求，主要为休闲娱乐（66%）和享受美食（52%），部分消费者出于放松的目的、随便逛逛（42%）。

对不同年龄的消费者去夜市的原因不尽相同（图1），表现为50岁以上的被调研者更多地会由于和朋友/同事休闲、娱乐而前往夜市，40岁以下，尤其20岁左右的年轻人更看重夜市中的美食而去消费。近80%的消费者明确表示期望夜市不仅是餐饮，还可以有购物、娱乐等服务。

可见，消费者对于夜市的需求不仅停留在餐饮美食，休闲、娱乐，也同样对于20—40岁之间的青年来说是不可或缺的。而青年人的需求应是夜市发展的方向，两者要相一致。因此传统大排档、烧烤店等的夜市转向更多元、内涵更丰富的夜市经济是社会需求所主导的。

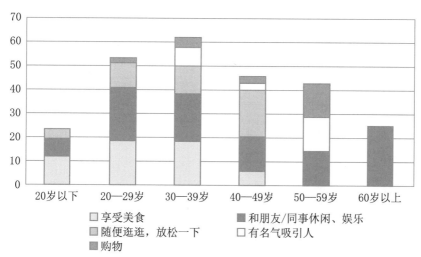

图1　对于不同年龄的消费者去夜市的理由分布（单位：%）

4. 本市夜市存在的问题。（1）夜市的定义。多数消费者认为夜市应包含的基本要素主要是有固定场所（81.82%）、营业到深夜甚至凌晨（76.47%），以及具有较大规模（57.22%）。因此，这三者应该是夜市的基本组成条件。

仅有26.74%的消费者明确表示去过夜市，并反映去过的夜市有彭浦夜市、吴江路、寿宁路、老外街、田林路、城隍庙、川沙夜市、新天地、五角场等；少数消费者去过的夜市有烧烤店、火锅店、大排档等。

在本次初步的问卷调研中，去过夜市的人数非常少，这与上海这座特大型城市的特点有些不一致，侧面反映上海夜市在旅游方面的宣传未做到位。而在少数去过夜市的消费者中发现所提及的夜市多种多样，未形成共识，唯一提及次数较多的是彭浦夜市，充分表现出消费者对夜市的理解多数为烧烤、大排档等传统业态，对夜市的概念并不清晰，上海具有人气的夜市显得较少。

（2）环境卫生糟糕（86.1%），食品安全缺乏保障（81.28%）和影响周边居民生活（50.27%）是被调研者认为本市夜市存在的三个最主要问题，另外还有交通不便，经营品种少，价格贵等（图2）。

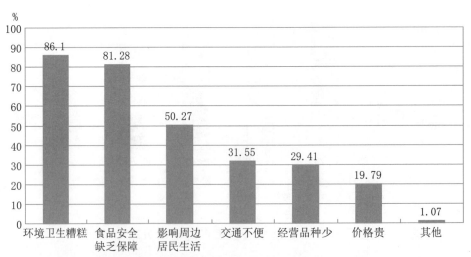

图2 被调研者认为本市夜市存在的问题分布（单位：%）

可见，随着公众物质生活水平的提高，消费者更多关注对美好生活的需求，是生活的"质"的问题；更多关心的是夜市的食品安全、环境卫生和噪声污染、交通状况等，是社会治理的问题。这对政策的制定者和监管执法人员提出了更高的要求。

5. 对夜市未来发展和治理的建议与期望。要加强规范本市的夜市经营，根据问卷设计，提出7项措施，被调研者认为出台相关夜市法律规范是当务之急，平均综合得分最高为6.26（图3）。

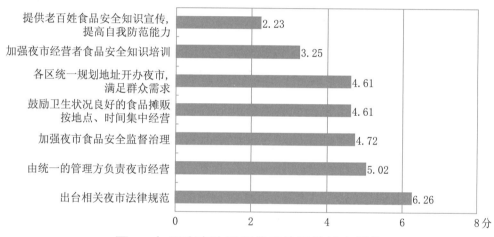

图3 加强夜市治理相关建议平均综合得分

对于夜市未来发展和治理的关注点主要是围绕食品安全（87.7%），就餐环境（87.7%），规划布局（77.54%），本地文化特色（46.52%），食品种类（43.32%），交通（41.71%）等（图4）。

可见，环境卫生、食品安全、统一规划是消费者最为关注的三个方面，而结合消费者对本市夜市提出的问题可知，上述三个方面同时也是目前存在的现实问题，两者一致。因此，相关部门应当联合考虑夜市的发展和治理方案，其中出台相关夜市法律规范是加强各方面建设的基础条件，显得最为重要。

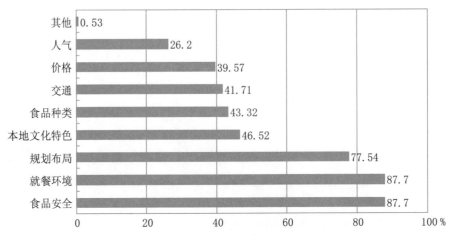

图 4　对本市夜市未来发展和治理的关注方面（单位：%）

二、我国各省市夜市相关法规梳理

（一）夜市相关法规概况

课题组对全国各省市夜市相关法规进行检索，共检索到现行有效的法律法规共计 50 部，所涉省、自治区、直辖市共计 17 个。在效力级别上，除《乌鲁木齐市早夜市管理办法》属于地方政府规章之外，其他均属地方规范性文件。

1. 监管部门。在各省市夜市管理规定中，无一例外地采用多部门协作的方式，包括城管、工商、食药监、环保、城建、公安、消防等部门。

个别规定，如《湘潭市城区露天夜市管理办法》中规定了"夜市办"这一专门机构；《南昌市人民政府办公厅关于鼓励培育城区夜市发展的若干意见》也提到各城区政府要成立专门的夜市管理机构，但对机构组成、人员设置、职能归属等都缺乏进一步明确，操作性欠缺。

2. 相关责任与义务。就夜市开办者而言，其在遵守有关市场管理法律、法规、规章之外，还需建立市场经营、管理、服务、环境卫生等具体制度。就夜市经营者而言，主要包括严格用电安全、消防安全、环境卫生、明码标价等要求。

（二）食品夜市相关管理规定

1. 准入制度。就开办者而言，开办夜市须经有关部门批准并办理手续，但各规范性文件中的具体要求不同。就经营者来说，在入市前，应当办理营业执照、餐饮服务许可证、健康证等基本经营证件。

2. 规划管理。（1）夜市的选址。多个省市对夜市的选址作出规定，包括《乌鲁木齐市早夜市管理办法》等 12 部规范性文件。一般要求，夜市的选址不得在市区居住密集区内等详细规定。

（2）占道经营。一直以来，占道经营都是夜市监管的一大突出问题。但各地政府对该问题所持态度有所不同，大致可以分为允许占道经营、附条件允许占道经营和绝不允许占道经营三类。

在研究范围内，共有 5 个省市明确规定允许占道经营的情况，占用权一般采用招标、拍卖等方式获得，由夜市所在地的区级人民政府负责组织。

允许附条件的占道经营，涉及包括 2 部规范性文件。《乌鲁木齐市人民政府办公室关于加强早夜市管理的通知》规定，允许占用人行道但应预留出人行通道，而机动车道则一律不准占用；《运城市人民政府关于进一步加强中心城市夜市规范管理意见》规定，允许夜市门店在不影响交通的情况下，适量外摆桌椅，但应从严控制外摆规模。

绝对不允许占道经营，《安庆市城区早餐摊点和夜市排档整治提升工作方案》要求全市早餐摊点和夜市排档一律退路入室，取缔城区干道经营的夜市排档或餐饮点，引导流动排档引摊入市，有门店的夜市排档严禁超出门面经营。

（3）夜市开放时间。有 21 部法规对夜市开放时间做了详细规定，依据

213

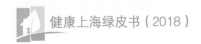

划分方法大致分为三个模式：

以时间划分开市与收市，涉及 11 部法规，如《石家庄市城市管理委员会关于加强夜市管理工作的通知》与《石家庄市市区规范设置临时早夜市实施方案》规定时间最短，每天仅 3 个小时；以季节／月份划分，涉及 7 部法规。主要是以夏秋季、春冬季为分隔，或以相对应的月份为分割。

此外，还有 3 部法规按照夜市街区地理位置来划分，以周围是否有居住区来决定闭市时间。

3. 食品安全保障制度。（1）人员及设备卫生管理。《开封市农贸市场和夜市升级改造实施方案》中规定，餐饮经营人员应穿戴统一且整洁的服装。《十堰市城区夜市管理暂行规定》中虽无统一着装规定，但要求经营者着工作服装，持证（摊位证、卫生证、健康证）上岗，文明经营。

（2）原材料管理。多数省市规定食品及其辅料必须符合卫生要求。《运城市人民政府关于进一步加强中心城市夜市规范管理意见》规定，主要食品的原料采购必须进行查验登记。

（3）过程管理。各地夜市法规对餐饮过程的规定可以分为操作、储存、清洗等环节。操作环节：不得在市场内现场宰杀畜禽；必须使用一次性可降解环保餐具或经消毒处理的餐具等。储存环节：无包装的直接入口食品，应当用清洁设施存放等。清洗环节：固体废弃物应放在容器内并加盖，装废弃物的容器每天都应清洗等。

此外，在对夜市清理频次上也有相应的规定，可分为定时与即时清理。

（4）创制性措施。建立农产品监测站：《威海市人民政府办公室关于加强市区早夜市规范管理的通知》要求，城区早夜市区域内应设置不小于 10 平方米的农产品检测站。

推行财政扶持措施：根据实际夜市的发展状况，相关规定推行一定的财政扶持政策以促进夜市经济的发展，如涉及经营和运营费用、清洁费、照明费、广告费等。

积极发展夜市经济：《重庆市人民政府关于发展夜市经济的意见》指出，到 2017 年，建成市级特色型夜市街区 20 条、创业型夜市街区 30 条，其中集中打造 1～2 条品牌夜市。要求统一规范管理；放宽夜市经营企业审批事项，设置配套设施，实施优惠政策等内容。

通过分析，课题组从夜市的定义入手，认为：首先夜市应当包含的基本要素：有固定场所，营业至深夜甚至凌晨，且规模较大（达到一定数量）；其次可将夜市划分为三类：第一类夜市主要以小摊贩、小餐饮服务提供者集聚形成的广场等形式；第二类夜市是原本已有固定店面形成的、颇具特色的一条街模式；第三类夜市是本市商务部主推的"地标型夜市"的主力，集餐饮、购物、娱乐等为一体。

三、境内外部分城市和地区餐饮夜市管理介绍

（一）中国香港摊贩管理经验

1. 实行牌照制度管理。按照街区的交通情况及市民的需要确定固定摊位和流动摊位的数目，并向流动摊贩颁发固定牌照或流动牌照。在牌照管理上，严格禁止任何人以任何形式公开竞投或租用牌照，没有牌照而进行经营的均为违法经营者。

2. 引导流动摊贩在划定区域经营。城市管理者可以根据当地摊贩群体的收入水平，制定合理的摊位申请费，引导流动摊贩归入政府划定的区域经营。同时，把固定摊位的转租权交给政府，以防止个人承包商恶意抬高价

格，从而达到规范固定摊位管理的目的。

3. 引导摊贩转向"正规军"。对固定摊贩实行积分制管理并划分不同的优惠等级。如果在规定的时间段内没有违法违规行为，可给予加分奖励，当分值增加到规定的等级标准，可给予固定摊贩转入个体工商户的相应政策补助金。通过上述激励机制和优惠措施，不仅可以减少摊贩数量，而且可以实现流动摊贩的和谐治理。

（二）中国台湾夜市管理经验

1. 明确摊贩管理法规。1999 年，台湾颁布的《摊贩管理规则》为保证良好的市容市貌及交通的畅通，对流动摊贩的空间发展做出了限制。2012 年，台湾新北市颁布了《新北市摊贩管理办法》，规定摊贩需要向当地地方自治团体申请营业，并且在申请时需提交"营运计划书"，要求说明设摊数量、面积、摊架设备、营业时段等，同时明确规定货物摆放、环境维护等清洁要求。

2. 重视夜市配套设施建设。夜市选址位置优越，多位于城市的中心区，或靠近城市中心区的景区；交通便利，可以乘坐多条公交 / 旅游大巴前往目的地，并配有价格实惠的大型停靠点，吸引游客消费。重视食品卫生、环境整洁，对每一个夜市中的摊位都要求做好卫生工作，并定期举办评比等活动进行督促。

3. 对摊贩实行分类管理。根据不同经营类型的摊贩实行分类管理。在所有的小摊贩里面，并非都是属于流动摊贩，也有一些"时令性"的集合摊贩，如早市、黄昏市场、夜市等。采取"管地不管人"的原则，划分了"摊贩""摊贩集中区""零星摊位""集合摊位"，不再单独就"流动摊贩""黄昏市场""夜市"等予以概念界定。

4. 注重夜市自治管理。倡导摊贩自治，即建立摊贩自治组织来自我管理。要求摊贩经营者取得摊贩许可证，并加入摊贩协会后方可营业。当地警察、卫生单位应配合摊贩协会履行职责，发挥摊贩协会在管理摊贩及纠纷处理中的作用[①]。

摊贩协会根据实际情况，推出特色发展理念，如台北市推出"环保夜市"理念，组织摊贩安装油脂截留器、定期将原材料送至相关部门检验等。

5. 多部门协同治理。在相关法规政策的引导下，多数台北市的持照摊贩都比较遵守法规，一般会在规定的区域内开展经营活动。但当遇到夜市高峰期时，大量摊贩疯狂涌入，若遇到占道经营、不符合规范的摊贩，负责城管的警察一般会以劝导为主，如果劝导不起作用，有权力开出罚单。同时，也参与夜市及其周边地带的设计和规划，尽可能减少拥堵，智慧平衡摊贩与交通。

（三）新加坡摊贩管理经验

1. 食品卫生管理采用多部门、多系统管理体系。新加坡的食品卫生管理形成了多部门、多系统负责体系，这与新加坡重视创造良好的环境和严密的国家建筑规划设计是分不开的。以良好的规划和完善的基础设施为保障，将食品卫生纳入花园城市形象的大环境中进行管理，多部门、多方面、多层次和主动参与管理，以及法制与科学结合的综合管理，构成了新加坡食品卫生管理的特点。

2. 街头摊贩必须持牌设摊。"小贩中心"的管理中，小贩处在确保摊贩的环境卫生及食品安全方面扮演了至关重要的角色。据国家环境局小贩处

217

---

① 张涛："我国台湾地区摊贩治理法制及启示"，《法学研究》2016 年第 9 期。

的报告，新加坡是世界上唯一一个所有的街头摊贩都必须持牌设摊的国家。小贩处的职责之一就是保证"小贩中心"内没有无牌经营的摊贩，并向有意在"小贩中心"内设摊的摊贩签发牌照。

3. 创新监管办法，加强培训教育。除签发牌照外，小贩处还制定了《公共卫生条例》，明确规定不准赤手处理食物，食物必须保持合适的温度，熟食必须放在生鲜食品上面，不能使用破损餐具等；创新了"犯规记分制"管理办法，对小贩的违规行为按性质记分，视累积分数和时间等，分别采取暂时吊销、撤销营业执照的处罚，使得监督管理变成量化的管理，减少随意性，提高了可操作性；制定并实施了摊位分级制度，以期更好地激发执照持有者改进个人与食物卫生和场所干净；小贩处的执法队伍也很有"威慑力"，针对小贩管理的稽查队每四人一组配备一名持枪保安，负责对非法小贩的取缔工作；定期组织培训课程，所有小贩必须接受食品卫生教育，开设个人卫生、营养学等课程。

4. 推行饮食店摊的分级制度。1997年，新加坡政府推出了饮食店摊的分级制度，其主要目的是对饮食店实行更为有系统的评估和更有效的监督。新加坡每年对所有食品摊贩的清洁管理、食物卫生、个人卫生等按等级优（A）、良（B）、中（C）、差（D）四级进行评估，对获"优"者，颁发"清洁与食物卫生优越表现"奖状。而对"中"、"差"的业主，将成为下一年度卫生监督检查的重点单位，按照《公共卫生条例》对违法行为进行罚款、记分、暂时吊证、永久吊证等处罚。如果某单位发生食物中毒，其等级立即被降为"差"。分级制度一是提高监督工作效率，二是激发执照持有人改进个人和食物卫生，维持良好的营业场所卫生，并每年改进卫生条件，提高自动化水平。

总之，新加坡政府通过四步走的管理方法完美将"小贩中心"的夜市打造成了世界一流的夜市。一是强化城市理念塑造；二是强化城市科学规划；三是建章立制，依法从严治市；四是强化市场信用管理，加大科技监管力度。通过上述方法，逐步在全球的夜市管理中树立了管理典范。

（四）美国纽约食品摊贩聚集区（夜市）管理经验

纽约街头最为常见的是流动摊贩，星罗棋布并不成群。而近几年才形成的摊贩聚集区（夜市）也逐渐受到消费者欢迎，如纽约皇后区可乐娜公园夜市（Queens Night Market）和布鲁克林夜市（Brooklyn Night Bazaar）。

1. 对经营摊贩的要求 [1]。具备明确法规规定：（1）营业执照和许可证。根据《纽约市行政法典》等相关法规要求，申请经营摊贩需获取营业执照；而食品商贩需要营业许可证，由纽约市健康与心理卫生部颁发，并交纳一定的许可费。（2）摊贩所用工具的合法性。商贩所使用的手推车或其他工具也要获得相关部门的许可，符合一定规格标准才可以经营。（3）详细经营收支记录。法规要求，每一个食品摊贩还必须记录每天的销售总额、收支情况、支出的收据等以备相关部门检查。（4）摊贩场地限制。在灯柱、信号灯、邮筒、长椅等旁边不得经营；远离商店、剧院、运动场馆等公共场所门口，须 20 英尺以外等。（5）对摊贩的执法权。对于那些不执行法律法规要求的摊贩，相关执法人员可以采取必要的强制性措施，如将其手推车扣留，并要求摊贩交付罚金以赎回手推车。（6）食品商贩还必须参加培训课程、符合卫生标准并得到有关部门许可。

因此，流动商贩摆摊时必须展示其许可证，并按时更新许可证，书面记

---

[1]　The New York City Administrative Code，Subchapter 2: Food Vendors.

录每笔交易的时间、价格等，并在第二年的前四个月向政府报税。警察部门负责取缔无照营业，无照营业将被判处 250 美元到 1000 美元的罚款或 3 个月以下的监禁。

2. 对摊贩的经营要求 [①]。对摊贩准入的要求：纽约皇后区可乐娜公园夜市要求食品摊贩需要获得纽约市卫生局颁布的相关餐饮服务的许可证。

对摊贩摊位费用的说明：关于食品摊贩的摊位费用，主要为两部分，一部分用于支付摊贩帐篷，另一部分是所用电费。帐篷的租用金额根据摊贩经营类别划分，零售食品、焙烤 / 预先制作的食品等。

对于摊贩经营的产品价格，夜市管理方也有规定，单价不能高于 5 美元，而夜市管理方会对摊贩予以价格补偿，主要目的是更多吸引消费者前来消费。

3. 对夜市经营品种的要求。皇后区夜市中摊贩所经营的产品品类无特别规定，可以是食品、艺术品等各类商品。同时，要求摊贩所销售的产品要具有一定的文化内涵，或是有一些背后的故事，并能与消费者分享。纽约的另一大夜市布鲁克林夜市，将美食与表演巧妙融合在一起。无论是美食还是表演都力求具有特色、创意新颖。

综上所述，重点对上海、新加坡、纽约夜市的治理进行对比分析（表 6）。管理部门，为多部门监管，涉及规划建设、安全保障等方面；管理方式，以综合治理与分类治理相结合，多以自治组织自主管理为主，以摊贩经营品类或卫生状况分类，如新加坡；管理对象基本为摊贩，相关法律规范以摊贩为核心，部分涉及摊贩聚集区，如新加坡。相比之下，上海在法律规范层面未

---

① http://queensnightmarket.com/become-a-vendor，访问日期：2017 年 11 月 23 日。

涉及细化治理措施，并只停留在个体摊贩，没有整体规划与治理理念的融合；其次，对于综合治理模式，只涉及准入条件的要求，缺乏综合治理的经验。

表6　上海、新加坡、纽约摊贩（夜市）管理模式对比

类别	上 海		新加坡		纽 约	
	运行情况	夜市特点	运行情况	夜市特点	运行情况	夜市特点
法律法规	《上海市食品安全条例》《上海市食品摊贩经营管理办法》《上海市小型餐饮服务提供者临时备案监督管理办法》（试行）	停留在摊贩、小型餐饮服务提供者准入规定原则，未细化相关措施	《公共卫生条例》	针对街头小贩、小贩中心（即聚集区摊贩）等	《纽约市行政法典》等相关法规	摊贩准入要求严格，且经营品类丰富，富含文化内涵、创意元素
管理部门	食品药品监管部门、城管部门、绿化和市容管理部门等	多部门	小贩局	政府指定部门	多部门	营业许可由纽约市健康与心理卫生部
管理方式	对摊贩准入条件予以规定	综合治理有待强化	以摊贩卫生状况分类管理；引导自主管理	综合治理	夜市管理方/开办者为主，相关执法人员对无证无照进行取缔	综合治理
管理对象	食品摊贩分散，对情况掌握不清，大部分未办理许可执照	已开始部分小型餐饮服务提供者备案试点	集中在固定的小贩中心，大部分办理了执照	掌握对街头摊贩及小贩中心等情况	需严格按照准入要求进行	有序、有本土特色

四、启示

经过对国内外较好夜市治理经验的整理与分析，课题组认为上海目前的消费环境和监管政策，主要的问题依然存在于两个环节：夜市环境卫生、食品安全方面，因此研究提出以下两大方面的建议：夜市相关立法与夜市的治理。

（一）夜市相关立法

1. 明晰适用对象。每一部法律法规所调整的对象一定是多元的，就夜市而言，大致可划分为开办者、经营者与管理者三方主体，其中，两两可发生角色的重叠。但在立法过程中，立法者应对相关主体予以明晰，这同样是法律法规得以有效实施的前提。

2. 确定权利义务。包括开办者、经营者与管理者三方主体。如开办者的出租权、收益权，经营者的经营权、收益权、变更权、退出权，管理者的收益权、管理权等权利都应当通过立法形式保障行使的途径。而相应主体的义务也应当予以细化、明确，不同主体之间通过合同形式转移、分配相关义务的，立法亦应当肯定。

3. 细化部门职责。夜市的监管必定涉及多个职能部门之间的相互配合，但"不同部门各司其职""配合做好夜市监管工作"等宽泛、笼统的立法往往导致不同部门之间职能划分不明确、责任推诿扯皮，为夜市的有效、长远治理埋下隐患。因此，必须通过立法手段将相关部门的职责予以固定、细化，明确不同部门在夜市监管中的定位。

（二）夜市的治理

1. 分类治理。三类夜市的主要区别在于，第二、三类有固定场所，且为法律认可，而第一类夜市多数是摊贩聚集自发形成的，不为法律所认可。但是，三类夜市对于老百姓而言，都是有需求的，尤其是第一类夜市的自发形成，往往与周边百姓的需求有关。

因此，课题组认为，三类夜市需要分类治理。针对第二、三类夜市，落实国家"放管服"改革要求，以事中事后监管为主，注重其后续的检查；对第一类夜市，需要相关监管部门统一规划，设置准入方式，方可将其合法化管理。

2. 针对第一类夜市的治理。统一规划布点，借鉴新加坡强化科学城市规划，将食品卫生融入花园城市的理念，采取多部门统一规划的体系，保障夜市在城市总体规划上具有科学合理性，位置优越，交通便利，从"源头"满足消费者的需求。可根据不同区域的地方特点及周边居民的需求，进行合适的区域布点，重点构建1—2个区特色的夜市，后期按照相应的消费需求和季节性需求进行阶段性经营。

增加对摊贩/小餐饮服务提供者的标准化要求，可借鉴纽约在管理流动摊贩上的严格措施，对有意向加入夜市的摊贩规定相关的经营品种、卫生条件的标准化要求，以确保摊贩/小餐饮服务提供者的规范化经营，并可根据当地夜市本身的特色鼓励其推出具有创意的经营品类。

统一规范管理，借鉴台湾士林夜市的经营管理模式，可考虑鼓励第三方管理者参与到夜市的管理中，建立相关的运作制度，对原料、餐厨废弃物、卫生等进行统一采购、回收、处置，严格管理。

建立激励和退出机制，可结合香港、台湾等良好治理经验，对进入夜市经营的摊贩实施分类分级管理，按照卫生、人气等指标进行评级，较好等级的摊贩可给予相应的政策扶助金，帮助其转为"正规军"；对于评级较差的摊贩可实施淘汰制，动态运作，鼓励其他摊贩入驻。

完善周边配套设施，可借鉴台湾的经验，政府相关部门应当在环保、交通等方面给予政策扶持，周边开设多条公交/旅游大巴前往目的地，并配有价格实惠的大型停靠点，方便消费者前往。

突出当地文化特色，第一类夜市相较第二、三类夜市更具灵活性，可鼓励各区具有文化特色的手艺人或创意产品，经审批，纳入夜市中，丰富夜市经营范围。

223

3. 针对第二、三类夜市的治理。由于餐饮人数常年较多，且场所固定，对这两类夜市的监管重点在事中事后，对其检查频次应严格按照餐饮风险评级进行，同时开设更多渠道进行有效评级活动，以积极推动餐饮店在食品安全保障方面的主动作为，履行企业主体责任。

此外，为提升上海夜文化生活质量，政府相关部门应当完善相关配套设施，可以采取延长沿线公共交通运营时间、规划公共停车位等措施服务于此类夜市广场的更好发展，同时应当结合上海旅游发展战略，向公众发布上海夜市分布图，以起到宣传作用。

报告来源：上海市食品药品监督管理局科技情报研究所课题。

课题负责人：赵燕君，硕士，上海市食品药品监督管理局科技情报研究所所长。

课题组成员：王晨诚，助理工程师，上海市食品药品监督管理局科技情报研究所。

李伟，高级工程师，上海市食品药品监督管理局科技情报研究所。

桂阳，助理研究员，上海市食品药品监督管理局科技情报研究所。

张小平，高级工程师，上海市食品药品监督管理局科技情报研究所。

马超黎，上海市食品药品监督管理局直属机关党委党办书记。

张磊，硕士，上海市食品药品监督管理局食品餐饮监管处副处长。

上海生物医药产业发展报告

一、产业总体情况

2016 年，上海生物医药产业保持了快速、健康发展势头，产业规模稳步扩大、产业结构持续升级、创新能力不断增强、产业布局继续优化，在全国、全市的地位进一步提升，是上海创新驱动发展、经济转型升级的重要抓手，也是上海全球科创中心建设的重要力量。

（一）产业规模

1. 产业规模稳步扩大。2016 年，上海生物医药制造业规模稳步攀升，

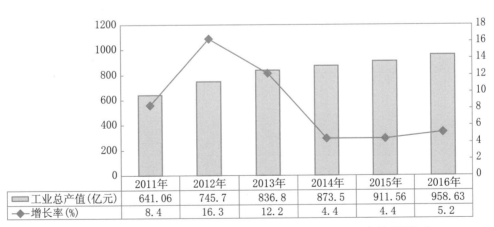

	2011年	2012年	2013年	2014年	2015年	2016年
工业总产值（亿元）	641.06	745.7	836.8	873.5	911.56	958.63
增长率（%）	8.4	16.3	12.2	4.4	4.4	5.2

图 1　2011—2016 年上海生物医药制造业工业总产值及增速

数据来源：《上海年鉴》（2011—2016），市统计局。增长率年鉴及统计局数字与计算有差异，使用计算值。

225

增速较往年有所加快。2016 年上海生物医药制造业工业总产值为 958.63 亿元，较上年增长 5.2%，增速较 2015 年快 0.8 个百分点。主营业务收入为 999.83 亿元，较上年增长 7.3%，增速较 2015 年快 1.4 个百分点。

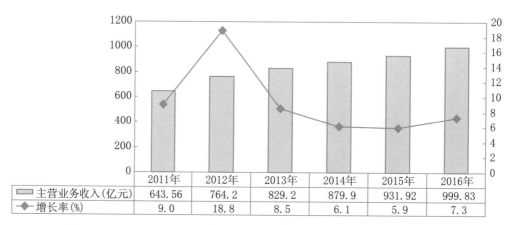

	2011年	2012年	2013年	2014年	2015年	2016年
主营业务收入(亿元)	643.56	764.2	829.2	879.9	931.92	999.83
增长率(%)	9.0	18.8	8.5	6.1	5.9	7.3

图 2　2011—2016 年上海生物医药制造业主营业务收入及增速

数据来源：《上海年鉴》（2011—2016），市统计局。2012 年主营业务收入经修正，增长率年鉴及统计局数字与计算有差异，使用计算值。

2. 企业利润保持高速增长。2016 年 1—10 月上海生物医药制造业利润为 119.53 亿元，较去年同期增长 16.8%，连续两年两位数增长。

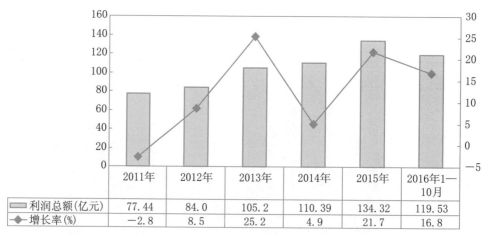

	2011年	2012年	2013年	2014年	2015年	2016年1—10月
利润总额(亿元)	77.44	84.0	105.2	110.39	134.32	119.53
增长率(%)	−2.8	8.5	25.2	4.9	21.7	16.8

图 3　2011—2016 年上海生物医药制造业利润总额及增速

数据来源：《上海年鉴》（2011—2016），上海市生物医药行业协会。增长率与计算有差异，使用计算值。

3. 企业数量总体保持稳定。2016 年，上海药品生产经营企业达 4042 家，比 2015 年增加 74 家，其中药品生产企业 189 家，比 2014 年减少 21 家。医疗器械生产经营企业 18000 家，比 2015 年增加 375 家，其中医疗器械生产企业 975 家，比 2015 年增加 16 家。

年份	药品生产经营企业	其　中		医疗器械生产经营企业	其　中	
		药品生产企业	药品经营企业		医疗器械生产企业	医疗器械经营企业
2010 年	3814	227	3587	8852	987	7865
2011 年	3955	203	3752	10094	940	9154
2012 年	3995	203	3792	12092	947	11145
2013 年	4103	209	3894	12927	950	11977
2014 年	3822	208	3614	14070	975	13206
2015 年	3968	210	3758	17625	959	16666
2016 年	4042	189	3853	18000	975	17000

图 4　2016 年上海生物医药制造业企业数量情况

4. 产业固定资产投资有所下滑。2015 年，上海生物医药制造业固定资产投资 59.21 亿元，较 2014 年减少 16.38 亿元，同比下降 21.73%。

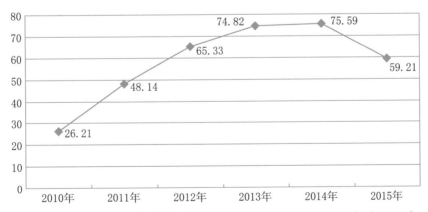

图 5　2010—2015 年上海生物医药制造业固定资产投资（亿元）

数据来源：上海市科学技术委员会。

（二）产业结构

1. 从生产类别来看，化学药品比重持续下降，结构进一步优化。化学药品行业比重依然最大，比重达48.64%，但相对2015年比重下降5.51个百分点。其中，化学制剂实现营收334.87亿元，增长9.3%，占生物医药制造业38.17%；化学原料药实现营收91.83亿元，增长3.9%，占生物医药制造业10.47%，依然呈逐年下降趋势。医疗仪器设备及器械制造业比重大幅提升。医疗仪器设备及器械实现营收212.65亿元，增长9.3%，占生物医药制造业24.24%，比2015年提高7.93个百分点。中药饮片及中成药、生物药品比重微降。中药饮片及中成药制造业增速最快，实现营收124.12亿元，增长13.2%，占生物医药制造业14.15%，比重较2015年下降0.88个百分点。生物药品实现营收113.76亿元，增长6.3%，占生物医药制造业12.97%，比重较2015年下降1.54个百分点。

表1　2014—2016年上海生物医药制造业主要行业主营业务收入（亿元）及增速

	2014年	占比（%）	2015年	占比（%）	增速（%）	2016年	占比（%）	增速（%）
化学原料药	88.4	12.97	88.7	12.17	0.3	91.83	10.47	3.9
化学制剂	277.1	40.67	306	41.98	10.4	334.87	38.17	9.3
中药饮片及中成药	105	15.41	109.6	15.03	4.4	124.12	14.15	13.2
生物药品	101.1	14.84	105.8	14.51	4.6	113.76	12.97	6.3
医疗仪器设备及器械	109.8	16.11	118.9	16.31	8.3	212.65	24.24	9.3

数据来源：上海市统计局。

2. 从所有制结构看，外资企业产值与增长率依然强劲，但内资企业销售增长快于外资企业。2016年上海生物医药制造业内资企业实现主营业务收入 429.63 亿元，增长 8.2%；外资企业实现主营业务收入 570.2 亿元，增长 7.3%。

表 2　2016 年上海生物医药制造业内外资结构

	工业总产值	增长（%）	销售产值	增长（%）	主营业务收入	增长（%）
内资企业	385.07	3.1	388.72	7.5	429.63	8.2
外资企业	573.56	8.0	548.05	6.6	570.2	7.3

数据来源：上海市统计局。

（三）产业地位

1. 上海生物医药制造业在上海经济中的地位逐年攀升。2016 年上海生物医药制造业占上海工业总产值比重为 2.90%，较上年提高 0.16 个百分点。

表 3　2011—2016 年上海生物医药制造业占上海工业总产值比例

	2011 年	2012 年	2013 年	2014 年	2015 年	2016 年
生物医药制造业产值（亿元）	641.06	745.7	836.8	873.5	911.56	958.63
工业总产值（亿元）	33834.44	33186.41	33899.38	34071.19	33211.57	33079.72
工业总产值占比（%）	1.89	2.25	2.47	2.56	2.74	2.90

数据来源：高技术统计年鉴、行业协会。

2. 上海生物医药制造业在全国医药行业地位保持稳定。2016 年 1—10 月，上海医药制造业主营业务收入 569.93 亿元，占全国医药制造业营收 2.55%，基本扭转了"十二五"期间医药制造业在全国份额下降的趋势。

表 4　2011—2016 年上海医药制造业占全国医药制造业主营业务收入比例

医药制造业 主营业务收入	2011 年	2012 年	2013 年	2014 年	2015 年	2016 年 1—10 月
上海（亿元）	449.24	517.00	594.78	616.07	659.35	569.93
全国（亿元）	14484.40	17337.67	21429.31	23350.33	25729.53	22348.50
全国占比（%）	3.10	2.98	2.78	2.64	2.56	2.55

数据来源：高技术统计年鉴、行业协会。

（四）医药商业

1. 上海药品销售稳步增长。2016 年，上海医药商业销售总额达 1462.23 亿元，同比增长 13.81%，增速较 2015 年提高 4.66 个百分点。从销售终端看，对批发零售贸易业的批发额为 856.97 亿元，增长 12.85%；对医疗终端的销售为 630.62 亿元，增长 15.60%；对零售终端的批发销售 84.09 亿元，增长 8.87%；对居民的零售为 92.52 亿元，增长 15.56%。

表 5　2016 年生物医药商业经济运行情况

指　标	2015 年	2016 年	增长（%）
商品销售总额	1462.23	1664.20	13.81%
1. 对批发零售贸易业的批发额	759.41	856.97	12.85%
其中：对省内批发的销售	236.52	266.03	12.48%
其中：对省外批发的销售	499.08	568.91	13.99%
其中：直接出口	23.81	22.03	−7.48%
2. 对医疗终端的销售	545.52	630.62	15.60%
3. 对零售终端的批发销售	77.24	84.09	8.87%
其中：售给单体药店	28.15	28.60	1.60%
其中：售给连锁药店	49.09	55.49	13.04%
4. 对居民的零售	80.06	92.52	15.56%

数据来源：上海市医药商业协会。

2. 药品使用结构呈现新变化。总体看，2016 年，从样本医院的药品使用结构看，使用排名前 5 位的药品种类分别是抗感染药、抗肿瘤药、心血管系统用药、血液和造血系统用药、消化系统用药，合计占比达 57.63%；排名前 10 位的药品种类合计占比达 86.07%。从具体结构看，抗肿瘤药比重大幅增加，从 2015 年的第五位上升至第二位；血液和造血系统用药比重从第六位上升至第五位。

表 6   2016 年上海样本医药药品使用结构

排序	治疗大类	占比	排序	治疗大类	占比
1	抗感染药	14.02%	11	呼吸系统药物	3.23%
2	抗肿瘤药	12.26%	12	骨骼与肌肉用药	2.47%
3	心血管系统用药	11.38%	13	精神障碍用药	2.45%
4	血液和造血系统用药	10.23%	14	麻醉药及其辅助用药	1.76%
5	消化系统用药	9.73%	15	感觉器官用药	1.25%
6	神经系统用药	7.27%	16	生殖系统用药及性激素	1.02%
7	免疫调节剂	6.74%	17	皮肤科用药	0.73%
8	内分泌及代谢调节用药	6.06%	18	泌尿系统用药	0.58%
9	杂类	5.06%	19	抗变态反应药物	0.42%
10	生物技术药物	3.31%	20	原料药及非直接作用于人体的药物	0.02%

数据来源：上海市食品药品监督管理局。

3. 龙头医药商业企业保持较快增速。从重点企业看，销售排名前 20 位企业合计实现销售 1207.16 亿元，增长 16.07%，其中：有 16 家企业实现了增长，4 家企业出现负增长。龙头企业方面，上医股份实现销售 303.70 亿元，增长 16.82%；国药控股增速较快（含国药上海医院销售总部），实现销售 394.31 亿元，增长 11.77%。

231

表7　2016 年生物医药商业销售排前 20 位企业（亿元）

序号	企　业　名　称	商品销售总额		
		2015 年	2016 年	增长 %
1	上海医药分销控股有限公司	259.97	303.70	16.82%
2	国药控股分销中心有限公司	246.16	262.55	6.66%
3	康德乐（上海）医药有限公司	124.45	156.14	25.47%
4	国药控股上海医院销售总部	106.64	131.76	23.56%
5	上海雷允上药业有限公司	32.41	41.86	29.16%
6	上海铃谦沪中医药有限公司	37.27	36.75	−1.40%
7	上海思富医药有限公司	23.91	33.79	41.31%
8	上海外高桥医药分销中心有限公司	20.44	26.55	29.93%
9	上海九州通医药有限公司	17.44	26.16	49.97%
10	上海华氏大药房有限公司	19.13	23.67	23.74%
11	上海医药众协药业有限公司	24.86	22.50	−9.51%
12	上海金龟华超医药有限公司	22.25	19.87	−10.7%
13	上海康健进出口有限公司	17.83	19.58	9.84%
14	华润医药（上海）有限公司	17.41	19.45	11.74%
15	国药集团化学试剂有限公司	13.19	15.53	17.75%
16	国药控股国大复美药业（上海）有限公司	11.69	14.85	27.05%
17	上海海吉雅医药有限公司	10.67	13.84	29.71%
18	上海虹桥药业有限公司	12.24	13.27	8.35%
19	上海上药新亚医药有限公司	8.30	12.79	54.15%
20	上海市医药保健品进出口公司	13.79	12.53	−9.07%

数据来源：上海市医药商业协会。

4. 药品进出口增速继续放缓，占全国比重进一步上升。2016年上海药品进出口总额 97.34 亿美元，同比增长 6.9%，增速较上年回落 2.56 个百分点。其中，进口 81.74 亿美元，同比增长 10.43%，增速较上年回落 1.85 个百分点；出口 15.6 亿美元，同比下降 8.43%，降幅较上年扩大 7.12 个百分点。从占全国比重来看，2016 年上海药品进出口总额占全国 35.1%，比 2015 年提高 0.42 个百分点。其中，进口占全国 39.47%，自 2011 年以来保持 1.5 个百分点的年均增幅；出口占全国 22.21%，份额下滑 2.31 个百分点。

表8　2011—2016 年上海药品进出口、增速及占比

	2011 年	2012 年	2013 年	2014 年	2015 年	2016 年
上海药品进口（亿美元）	33.24	44.39	53.13	65.93	74.02	81.74
增速（%）	41.92	33.54	19.68	24.09	12.28	10.43
全国药品进口（亿美元）	103.33	129.94	150.96	177.44	192.33	207.09
增速（%）	42.80	25.75	16.18	17.53	8.39	7.68
上海药品进口占比（%）	32.17	34.16	35.19	37.16	38.49	39.47
上海药品出口（亿美元）	10.10	15.58	16.48	17.26	17.03	15.60
增速（%）	61.72	54.33	5.75	4.73	−1.31	−8.43
全国药品出口（亿美元）	54.17	58.91	62.14	65.93	69.44	70.22
增速（%）	20.85	8.75	5.49	6.10	5.33	1.12
上海药品出口占比（%）	18.64	26.45	26.52	26.17	24.52	22.21
上海药品进出口总值（亿美元）	43.34	59.97	69.60	83.18	91.06	97.34
增速（%）	46.09	38.39	16.06	19.51	9.46	6.90
全国药品进出口总值（亿美元）	157.50	188.85	213.10	243.37	261.77	277.31
增速（%）	34.41	19.91	12.84	14.20	7.56	5.94
上海药品进出口总值占比（%）	27.52	31.76	32.66	34.18	34.78	35.10

数据来源：上海市统计局。

233

（五）空间布局

1. 浦东、闵行、奉贤三区占据产业主导。从工业总产值看，浦东、

闵行、奉贤三区基地是上海生物医药产业发展的主体，三区生物医药产值合计占全市生物医药产值的 76.46%。具体看，2016 年浦东基地实现工业总产值 418.58 亿元，占全市比重 43.66%，下降 1.4%；闵行基地实现工业总产值 167.89 亿元，占全市比重 17.51%，增长 8.1%；奉贤基地实现工业总产值 146.55 亿元，占全市比重 15.29%，增长 24.4%；嘉定基地实现工业总产值 52.47 亿元，占全市比重 5.47%，增长 17.3%；金山基地实现工业总产值 45.27 亿元，占全市比重 4.72%，增长 13.6%；青浦基地实现工业总产值 38.87 亿元，占全市比重 4.05%，增长 1.3%。

表 9 上海各区生物医药产业产值（亿元）

行政区	工业总产值	工业总产值增长（%）	主营业务收入	主营业务收入增长（%）
浦东新区	418.58	−1.4	428.89	8.4
闵行区	167.89	8.1	164.6	5.1
奉贤区	146.55	24.4	148.81	6.9
嘉定区	52.47	17.3	53.99	39.5
金山区	45.27	13.6	47.47	6.4
青浦区	38.87	1.3	39.44	2.6
其他区	89.01	2.2	116.63	20.6

数据来源：上海市统计局。

2. 产业集群化发展态势显著。从园区集聚情况看，张江园区、徐汇聚科生物园区、漕河泾开发区浦江高科技园、上海国际医学园区集聚生物医药企业数量最多，4 个园区企业数量占全市总数的 89.5%。其中，张江基地生物医药企业数达 500 家，占全市比重 46.47%；聚科生物园区生物医药企业数达 245 家，占全市比重 22.77%；漕河泾开发区浦江高科技园生物医药企业数达 110 家，占全市比重 10.22%；上海国际医学园区生物医药企业数达

108 家，占全市比重 10.04%。

表 10　上海重点园区企业数量情况

园　　　区	生物医药企业数量
张江基地	500
上海聚科生物园区	245
漕河泾开发区浦江高科技园	110
上海国际医学园区	108
上海嘉定生物医药基地（嘉定工业区）	30
上海嘉定生物医药基地（嘉定育成中心）	25
金山工业区生物医药产业园	25
星火开发区	21
闵行经济技术开发区	6
上海紫竹高新技术产业开发区	5
上海颛桥向阳工业园区	1

数据来源：上海市统计局。

3. 产业特色化发展趋势明显。近年来，上海生物医药产业步入特色化、专业化发展轨道，各区结合特色资源优势，形成了优势互补、错位发展、各具特色的产业发展模式。一是高端研发特色。浦东新区、徐汇区的研发资源丰富，在生物医药研发上占据主导地位。其中浦东新区张江高科技产业园的生物医药基地是上海乃至全国的生物医药研发核心区域，集聚了大量国际国内高端研发机构，在生物医药、医疗器械研发等领域处于全国前列，在国际上也具有较高的知名度。徐汇区拥有中科院上海分院、中科院上海生命科学研究院、上海有机化学研究所、复旦大学医学院等一批国家级基础研究机构和高等院校，区域内拥有 9 家三级甲等综合性或专科医院，在源头创新、技术服务、诊断试剂、医疗器械、临床研究等领域形成了一定的产

235

业优势和特色。二是生产制造特色。上海生物医药的生产制造主要位于郊区区域。如青浦区通过积极承接张江生物医药基地等产业化项目，在基因工程药物、抗体药物、诊断试剂、疫苗、血液制品生产制造方面形成了一定的产业规模；奉贤区通过企业引进，在高端化学药物、化学制剂、生物制品、抗体药物、诊断试剂方面形成了较强竞争力。三是医疗器械特色。医疗器械是上海生物医药产业重点领域之一，具有较强的产业竞争力。浦东新区、嘉定区、青浦区、奉贤区及金山区都把医疗器械作为重点发展领域。如嘉定区引进了联影医疗、贝瑞和康、三友医疗等40多家具有国际一流、国内领先水平的高端医疗装备企业和项目，在高端影像、植入介入、骨科材料等方面形成了较强的行业优势，已发展成为世界高端医疗影像产业的一流研发高地和产业化基地。四是产业延伸特色。金山区延伸"生物医药—大健康"产业链条，打造生命健康产业集群，大力发展化妆品、照护用品等健康护理产品和功能性、有机绿色的健康食品，形成了产业发展特色。五是医疗服务特色。虹口区充分利用"互联网＋"，利用"大数据、云计算、平台化、移动互联"思维，为健康医疗产业的发展提供便捷的网络支持，大力发展移动医疗、医疗金融、健康大数据等生物医药高端服务，打造完整的健康医疗技术及服务产业链。

二、产业创新能力

（一）研发机构与研发人员

1. 科技机构数量略有减少，经费支出相对稳定。2016年，上海共有生物医药制造业科技机构77家，较2015年减少6家。科技机构经费支出达16.54亿元，科技机构平均经费支出与2015年持平。

表 11　上海市生物医药制造业科技机构情况

年份	科技机构数（个）	机构经费支出（亿元）
2011 年	86	11.85
2012 年	102	17.13
2013 年	117	21.76
2014 年	92	13.00
2015 年	83	18.06
2016 年	77	16.54

数据来源：上海市科学技术委员会。

2. 科技活动人员规模不断增长，学历水平不断提升。2016 年，上海市生物医药制造业科技活动人员达 1.52 万人，比 2015 年增加 0.03 万人。其中，R&D 人员 0.91 万人，同比微减 0.03 万人；本科毕业及以上人员 1.96 万人，较 2015 年增加 0.94 万人，占科技活动人员总数达 68.46%。

表 12　上海市生物医药制造业科技活动人员情况

年份	从事科技活动人员数（万人）	其　中	
		R&D 人员	本科毕业及以上人员
2011 年	1.09	0.59	0.27
2012 年	1.18	0.70	0.33
2013 年	1.32	0.86	0.26
2014 年	1.49	0.96	0.30
2015 年	1.49	0.94	1.02
2016 年	1.52	0.91	1.96

数据来源：上海市科学技术委员会。

（二）研发投入与服务外包

1. 生物医药研发投入平稳增长。2016 年，上海生物医药制造业科技项目总量达 1783 项，较 2015 年增加 126 项；R&D 经费内部支出 30.59 亿元，较 2015 年增加 0.02 亿元。从 R&D 经费来源看，政府资金投入加大政府资金为 2.22 亿元，占比 7.3%；企业资金 28.11 亿元，占比 91.9%；境外资金 0.22 亿元，占比 0.72%。

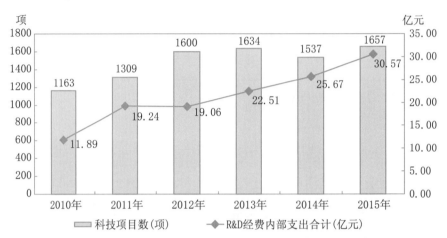

图 6　2010—2015 年上海生物医药制造业科技项目和 R&D 经费支出

数据来源：上海市科学技术委员会。

表 13　2011—2016 年上海生物医药制造业 R&D 经费来源

年份	R&D 经费内部支出合计（亿元）	其　中		
		政府资金	企业资金	境外资金
2011 年	19.24	0.91	15.56	0.13
2012 年	19.06	1.25	17.54	0.25
2013 年	22.51	1.19	20.96	0.31
2014 年	25.67	1.11	24.20	0.26
2015 年	30.57	1.04	29.18	0.23
2016 年	30.59	2.22	28.11	0.22

数据来源：上海市科学技术委员会。

2. 生物医药研发服务外包快速增长。2016 年，上海生物医药研发服务外包实现收入 220.26 亿元，增长 11.62%，其中：生物医药技术交易、登记服务合同数 4168 项，涉及合同总金额 98.92 亿元，相比去年同期分别增长 6.52%、−1.63%；生物医药技术先进型服务企业涉及服务收入 121.34 亿元，增长 25.39%。从细分行业看，化学药研发服务外包合同金额 50.77 亿元，占合同总金额比重最大，达 51.33%；生物药排名其次，研发服务外包合同金额 22.27 亿元，占合同总金额比重 22.52%。

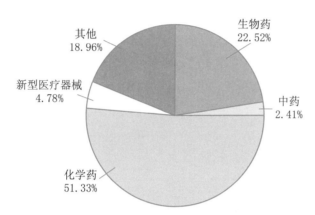

图 7　各细分行业研发服务外包合同金额比重

数据来源：上海市技术交易市场办。

（三）新药申报与批准

1. 新药申报数量快速增长。2016 年上海生物医药企业申请新药数量达 97 件，比 2015 年、2014 年多 10 件和 66 件；占全国新药申报总数的 11.86%，比 2015 年、2014 年分别提高 7.93 和 10.61 个百分点。

表 14　2014—2016 年上海和全国新药申报数量

年份	全国	上海	上海占全国比重
2014 年	2478	31	1.25%
2015 年	2212	87	3.93%
2016 年	818	97	11.86%

数据来源：《上海市食品药品监督管理局年报》（2016 年度）。

2. 获批新药临床大幅增长。2016 年，上海生物医药企业获批新药生产和临床总量达 107 件，较 2015 年增加 71 件。其中，企业获批新药生产 2 件，较 2015 年减少 4 件；获批新药临床 105 件，较 2015 年增加 75 件，比"十二五"时期的 5 年总量多 15 件。

（四）创新药物与新产品生产

1. 创新药物不断涌现。2016 年，上海获批 1 类新药 73 件，占全部新药比重达 68.2%，其中 1.1 类 61 件，比重达 57%；获批 2 类新药 6 件，比重为 5.6%；获批 3 类新药 21 件，比重为 19.6%；获批 5 类新药 5 件，比重为 7.7%；获批 6 类新药 1 件。创新药物尤其是 1 类新药的不断涌现，表明上海在生物医药研发上具有较强的实力。

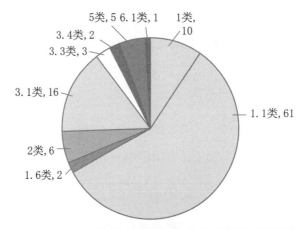

图 8　2016 年上海生物医药企业获批新药结构

数据来源：《上海市食品药品监督管理局年报》（2016 年度）。

2. 新产品产值较快增长。2016 年上海生物医药新产品产值达 262.42 亿元，同比增长 13.4%；新产品销售收入达 269.37 亿元，同比增长 24.0%；新产品出口 16.25 亿元，同比增长 36.0%。

表 15　2010—2016 年上海市生物医药制造业新产品情况

年份	新产品产值（亿元）	新产品销售收入（亿元）	其　中
			新产品出口
2010 年	124.93	119.20	5.18
2011 年	155.99	146.46	3.55
2012 年	172.11	182.70	7.72
2013 年	173.58	165.19	8.25
2014 年	191.33	183.41	8.41
2015 年	231.46	217.28	11.95
2016 年	262.42	269.37	16.25

数据来源：上海市科学技术委员会。

三、产业发展趋势

（一）产业发展的政策机遇大势积极向好

从产业政策导向来看，国家层面的产业顶层设计为生物医药产业未来五年的发展方向与节奏定下了积极的基调。2016 年 12 月，国家发改委正式印发《"十三五"生物产业发展规划》，提出要"加快推动生物产业成为国民经济的支柱产业"，"促进产业迈向中高端，加速形成经济新支柱"，"产业规模保持中高速增长，对经济增长的贡献持续加大"，要求"到 2020 年，生物产业规模将达到 8 万亿—10 万亿元，增加值占 GDP 比重超过 4%；具体到医药产业，到 2020 年实现工业销售收入 4.5 万亿元，增加值占全国工业增加值的 3.6%"。

（二）需求刚性与供给创新推动行业正向增长

从产业需求和供给两侧来看，需求的刚性特质与供给侧改革的推进决定了产业未来增长空间巨大。尽管全球经济前景复杂多变，但医疗保健需求的发展趋势较为明朗。由于全球主要市场的人口老龄化和新兴市场日渐富裕带来的消费升级，人们对于医疗与保健的需求将不断增长，生物医药行业的总需求将会持续向上且更加陡峭。同时，从供给角度来看，国内行业内优质企业的长期持续经营能力仍然相当稳固，盈利能力不断提升。一些企业在部分领域与发达国家水平相当，甚至具备一定优势，有特色的生物医药产业集群正在形成。一些细分市场板块（如医疗器械）的供给与消费规模水平正处于产业生命周期的起步期，发展潜力空间巨大。

（三）科技进步对生物医药产业带来颠覆性革命影响

一方面，国内外新科技正不断向生物医药领域渗透，智能化新产品、新服务层出不穷。例如：人工智能读片技术的新趋势或将颠覆未来影像学诊断，弥补人工诊断的数量和准确度的不足；3D 打印技术将在医疗器械（如骨科器材类、齿科等器械）生产制造模式产生重大影响；手术、康复等医疗机器人正在日趋成熟，逐渐进入市场；智慧医疗的发展催生可穿戴设备如腕带、智能诊断等硬件产品，生物医药产业（特别是其中的医疗器械行业）正向便携化、智能化发展。另一方面，国家正在大力推动生物医药产业的技术升级。根据国家《高端装备创新工程实施指南（2016—2020 年）》，高性能医疗器械（主要包括数字影像设备、临床检验设备、先进治疗装备、植介入器械及材料、健康监测设备）将成为医疗器械技术升级主导方向。《"十三五"国家战略性新兴产业发展规划》提出，将加快开发具有重大临床需求的创新药物和生物制品，加快推广绿色化、智能化制药生产技术。在政策、资金、人才的瓶颈逐步得到解决后，诸如生物类似药、细胞免疫疗法、抗体偶联药物等创新药产品和技术有望实现快速发展。

表 16　高性能医疗器械重点突破技术方向

重点领域	重点方向	主要产品	主要路径
数字影像设备	以早期、精准诊断为主攻方向，重点突破新型闪烁晶体与光电器件、分子成像专用集成电路、高灵敏度荧光数据采集装置、高分辨 PET 探测器、高性能探测器、大容量 X 射线管、高速数据采集传输模块、高速滑环、新型高密度／高频宽带／高灵敏度的二维超声换能器、超声专用集成芯片等关键技术和核心部件	重点开发多模态分子成像、新型磁共振成像系统、低剂量 X 射线成像、新型 CT、新一代超声成像、复合内窥镜、新型显微成像等产品。	加快推进重点部署高端彩超、数字化平板 X 线机、64 排 CT、1.5T 磁共振成像系统、PET-CT 及 PET-MRI 的产业化与应用
临床检验设备	以全自动、高精度、高稳定性为主攻方向，重点突破高速全自动生化分析技术、免疫分析仪和分子诊断设备生产技术，新型试剂开发技术，试剂精确度和质量稳定性控制、临床检验质控用标准物质等关键技术和核心部件	重点开发高通量临床检验设备、快速临床检验、集成式及全实验室自动化流水线检验分析系统、分子诊断设备、微生物自动化检测系统、高分辨显微光学成像系统、高级别生物安全实验室防护设备等产品	加快推进重点部署全自动化生产检测设备、全自动化学发光免疫分析仪、高通量基因测序仪、新型显微成像等产品的产业化与应用
先进治疗装备	以精确治疗为主攻方向，重点突破小型化／高稳定性放射源、自适应 TPS、动态 MLC、支持多中心互联的放疗网络系统、粒子注入器、大型高场永磁／超导磁体、真空加速腔体、真空束流输运系统、大功率高频电源、旋转机架和治疗头等关键技术和核心部件	重点开发高性能无创呼吸机、数字化微创手术系统、手术机器人、养老助残机器人、麻醉机工作站、自适应模式呼吸机、电外科器械、术中影像设备、数字一体化手术室	加快推进重点部署已有一定技术积累的智能手术机器人、图像引导精确放射治疗设备、血液透析设备等高性能治疗设备的产业化与应用，加快完善医疗辅助机器人研发和应用体系
植介入器械及材料	以新材料为主攻方向，重点突破核磁相容电极、超低功耗集成电路、高密度馈通／高密度电极、降解血管支架材料、透析材料、医用级高分子材料、植入电极等核心部件等关键技术和核心部件	重点开发神经刺激调控产品、可降解血管支架、骨科及口腔材料植入物、可折叠人工晶体等产品	加快推进重点部署介入心血管支架、人工关节、心脏起搏器、植入式可充电双侧脑起搏器等高端植介入产业化与应用
健康监测设备	以智能化、互联网 + 为主攻方向，重点突破大数据分析技术、个性化订制技术等关键技术和核心部件	重点开发智能型康复辅具、计算机辅助康复治疗设备、重大疾病与常见病和慢性病筛查设备	加快推进部署健康监测产品（包括可穿戴）的产业化与应用

243

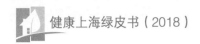

（四）产业整合并购与战略联盟趋势明显

从国际趋势看，目前行业内并购交易频繁，横向与纵向整合趋势明显。根据普华永道 2016 年底的一项全球调查显示，约三分之二的医药业企业高管（62%）计划于未来 12 个月内加入新的战略联盟或建立合资企业（该比例远高于其他大部分行业及整体水平），企业高管们还计划建立更多伙伴关系。大型企业与中型企业、医疗支付机构与医疗服务机构、生物医药制造与消费品行业间的整合或战略联盟越来越突出。31% 的受访者即将完成一项国内收购或合并，还有同样比例的受访者计划进行跨境交易。从国内趋势看，受国际市场和国内产业高端化发展推动影响，2015 年中国市场共发生了 81 起医疗器械并购交易，比 2014 年的 69 起上升了 17%；2016 年，医疗器械行业已披露的并购案例近百件，行业龙头企业市场规模增大，市场集中度提升，行业结构将逐步优化。

（五）产业内部差异化发展路径逐步显现

基于目前国内生物医药行业内部发展阶段和企业规模、性质的不同，其发展演进路径也将呈现差异化、特色化趋势。比如：一是高端化路径。随着拥有自主研发实力的国内高端生物医药厂商崛起，部分国产产品正向高端化蜕变（如高端体外检测设备、大型影像设备、高值医疗耗材等）。二是平台化路径。生物医药产品具备较强的技术专业性，因而会产生一大批专业化的特色创新企业，这些企业未来可依靠专利技术被收购或融资扩张为平台公司。三是全球化路径。一些生物医疗行业巨头通过几十年的发展搭建起来的平台在细分领域有效地构筑了较强的竞争壁垒，未来将不断通过并购和剥离业务构筑产业链生态系统，进行全球性品牌与服务的建设。

四、促进上海医药产业发展的政策建议

（一）加强高端人才队伍建设

一是积极实施上海生物医药领域科技领军人才培养工程，建设一批具有国际水平的医学实验室和生物医药科技人才培养示范基地，通过项目带动、产学研用结合、国际合作交流等形式，培养造就一批具有国际水平的医学科技领军人才。二是积极引进国内外高端医学创新人才。积极争取在居住证评分、轮候时间等方面向国内中高层次医学科技创新创业人才倾斜，探索重点企业、重点研发岗位直接入户籍的政策。进一步落实国家"千人计划"、上海"浦江人才"等海外高层次人才引进政策，吸引一批在生物医药产业领域具有引领力的国外高层次人才来沪发展。三是构建有利于生物医药产业创新的人才评价与激励机制。建立以人为核心、以市场为导向、涵盖创业创新成功要素的人才综合评价体系，引导人才将更多精力用于医学创新研究与应用。鼓励医学人员以智力和技术等多种要素形式参与创新收益分配，加大对关键岗位、核心骨干的激励力度。四是进一步完善生活配套服务政策。以生物医药相关产业园区为依托，鼓励和支持面向生物医药产业高端人才的人才公寓建设和供应，实施差异化的公共租赁住房补贴政策，积极争取为生物医药重点企业职工改善住房居住和子女就学等问题。

（二）着力增加产业用地供给

当前，由于新增土地指标紧缺、生物医药专区存量用地不断耗尽，在一定程度上已造成生物医药产业用地紧张（部分园区无土地可用）、产业化项目落地难（未按时间节点供地的项目不断堆积）等情况。一些投资商因此失去信心，一些优质的生物医药研发或生产型企业也因此而流失。建议针对上

245

述土地瓶颈，对不同领域的生物医药产业项目分类施策、适度松绑，进一步加强产业用地政策扶持力度，如给予更多的土地指标、优先供地，对生物医药相关产业园区在用地上参照工业与生产性服务业的土地政策，探索建立土地价格与税收贡献的联动机制等，由此进一步吸引和留住优秀高端的生物医药产业项目。

（三）推进公共平台和资源共享

一是建立以医学检测与临床药物实验资源共享为主要内容的全市生物医药公共服务平台。依托部分生物医药园区、龙头企业、科研院所等现有优势资源，建立公共医学检测平台，推动资源力量整合，提供有关公共检测和公共实验室服务。二是以"院士专家工作站"为重要依托，积极推动人才资源合理流动和共享，促进产学研紧密合作。加快在本市生物医药领域相关产业园区、产业集群及高新技术企业中建立、培育一批示范性院士专家工作站和院士专家服务中心，发挥院士专家的技术引领作用，帮助生物医药企业培育科技创新团队、集聚创新资源，突破关键技术制约。完善人才在企业、高等院校、科研院所、医院之间的流动机制，鼓励体制内医学人才赴跨国公司研发机构挂职和任职，鼓励企业人才进入体制内实验室工作。三是发挥各级各类专项和支持计划的资源配置引导作用。鼓励和支持生物医药企业申报国家重大专项、863 计划[①]、科技支撑计划、国家重点新产品、国家级重要科研设施和基地、国家高技术产业发展项目以及市级重点实验室、企业技术中心、重点技术改造、人才计划、科技小巨人计划、

---

① 国家高技术研究发展计划（863 计划）是中华人民共和国的一项高技术发展计划。这个计划是以政府为主导，以一些有限的领域为研究目标的一个基础研究的国家性计划。

专利新产品等专项支持计划，并按国家和本市有关规定给予一定比例资金支持。

（四）改革创新产业发展机制

当前，我国生物医药产业进入快速发展时期，但现行部分产业制度、产业政策与产业发展需求还不适应，亟需进一步改革创新和突破发展。一是针对新药审批流程较长导致企业研发、生产周期长，信息沟通不健全导致研发单位的成本增加等问题，要根据企业需求多举办专家讲座，加强药品审评专业指导和培训，加快企业研发、生产进程，降低企业制度性成本，提升企业竞争力。二是努力争取部分国家政策和制度创新在上海先行先试。积极推进医院与生物医药企业的产业化项目合作，进一步打通药品和医疗器械临床试验门槛；缩短医保目录更新周期，促进创新药物市场使用；适度放开第三方临床检验机构资质，帮助从事个性化治疗分子检测的生物技术企业获得检验所资质；积极争取便捷通关和检验检疫扩大试点，继续推进国家食药监局在浦东新区的试点 CMO 等 [①]。三是加快设立生物医药产业发展基金。支持生物医药企业创新研发，加快生物医药企业成长壮大，推动生物医药产业并购，提升上海生物医药产业整体实力。

（五）探索新型产业发展模式

经过多年发展，上海生物医药逐步建立了在人才、研发等方面的优势，在综合实力、知名度方面占据国内高点。但同时，也面临着来自国内综合实力强劲的北京中关村生命科学园、深圳高新技术产业开发区、苏州工业园区

---

① CMO，即合同加工外包，主要是接受制药公司委托，提供产品生产时所需要的工艺开发、配方开发、临床试验用药、化学或生物合成的原料药生产、中间体制造、制剂生产（如粉剂、针剂）以及包装等服务。

等城市和园区竞争，且随着国家创新战略的全面展开和经济转型的迫切需求，生物医药产业竞争将日趋激烈，尤其是对于高端人力资源和优质创新项目的争夺将更为激烈。因此，一方面，上海要进一步明确产业发展方向，鼓励各区、各园区结合产业基础，形成"特色化"、"联动发展"的产业模式，积极争取高端优质产业项目，形成差异化竞争优势，避免上海市内的同质化竞争；同时，鼓励区区联动、优势互补，促进生物医药研发能力与产能、土地等资源充分对接，构建产业生态圈，整体提升上海生物医药产业竞争力。另一方面，积极应对上海土地空间紧缺、商务成本高等不利因素，鼓励企业积极利用上市持有人制度，在外拓展生产空间，努力采用"两头在内，中间在外"的产业发展模式，凸显上海生物医药产业的人才优势、研发优势和产业链优势。

（六）营造良好营商环境

随着上海商务成本上升，企业普遍反映上海房租、人力成本高，融资贷款难，对其发展造成了较大障碍。对此，要进一步加大放管服力度，努力帮助企业降成本、解难题，营造良好的营商环境。一是要进一步加大政策支持力度。加快制定具有更大支持力度的专项产业政策，切实体现出生物医药产业上升为国家战略性产业后应有的产业地位，同时明确激励机制和扶持政策，引导国家、产业和社会优势资源形成发展合力。二是加大对企业的资金扶持。针对生物医药企业研发周期长、资金压力大的特点，要在研发投入补贴方面给予更多的优惠，在项目产业化方面给予更多的资金支持。三是进一步营造良好的营商环境。要鼓励生物医药产业园区加大园区更新改造力度，打造高品质的生态环境；完善园区公共配套服务，增强产业吸引力；围绕"放管服"改革和"证照分离"改革，深入推进药品、医疗器械审评审批制度改革，创新监管方式，优化简化审批流程，加快新产品上市，构建适应于生物医药产业发展的营商环境。

报告来源：上海市现代生物与医药产业办公室委托项目。

课题组负责人：王玉梅，研究员，上海社科院健康经济与城市发展研究中心主任。

课题组成员：吴也白，副处长，上海市人民政府发展研究中心（执笔）。

虞震，副研究员，上海社科院应用经济研究所。

上海中医药服务
贸易发展报告

在健康产业中，我国中医药的快速发展已经成为全球性的焦点所在，随着我国经济社会的发展，承载着中国传统文化的中医药开始走向世界，中医药服务已经遍及世界各国，并已经成为我国发展服务贸易、参与国际竞争的重要领域。就上海中医药服务贸易的发展而言，已经呈现出良好的发展势头。

当前，上海发展中医药国际服务贸易面临着极佳的历史机遇：健康中国战略的提出，为中医药发展服务于人民群众的健康生活创造了空间；跨境服务贸易的快速发展为中医药走出去参与国际竞争提供了难得的助力；而通过中医药国际服务贸易的推进，也能够在"一带一路"倡议的实践过程中提升中国文化的影响力和软实力。正是从这个意义上看，新时期发展上海中医药国际服务贸易具有极为重要的意义与价值。

一、全球中医药服务贸易的发展态势

（一）全球中医药服务贸易快速发展

从全球来看，中医药服务贸易正呈现出快速发展的态势。主要体现为西方国家对中医药的需求上升，中医药开始进入许多国家的医疗保健体系。如近年来，欧盟市场对中医药的需求日益上升，欧盟国家无论从使用天然药物的心理，药品市场管理系统及法律条款，都为中医药进入欧盟市场提供了有利条件。针灸已获得合法地位，并列入医疗保险体系，2004 年发布的《欧盟传统草药简化注册程序》为包括中药产品在内的传统草药作为药品注册提供了可能。"全欧洲中医药学会联合会"、"欧洲中药商会"和"全欧洲中医药高等教育学院联合会"等专业组织，正积极配合欧盟及各成员国政府对中医药开展立法和管理工作。

据不完全统计，欧盟受过培训的中医药人员约有 10 万余名，中医药诊疗机构有 1 万多所，大部分以针灸为主，有 30%—40% 的诊所兼用中药及其制品，其中针灸费用大部分已纳入国家医疗保险之中，中药和推拿的费用也在私人保险中得到部分报销；中医教学机构 300 多所，有 20 多所西医大学设立了中医课程，中医药或针灸学术团体 150 多个，中药产品进口批发商 500 多家。不仅如此，近 20 年来，国外的中医诊所也有新发展。韩国、美国、越南、法国、巴西等国在政府开办的西医院开设针灸科室。甚至在只有 2 万人口的基里巴斯也有 2 个中医诊所。还有的诊所举办针灸、中医教学，有的成为当地医学院学生的实习诊所，既为当地培养了中医、针灸人才，又提高了诊所的学术水平。

（二）全球中医药服务贸易领域竞争加剧

随着植物药在欧美日益受到重视和青睐，国际制药企业纷纷把注意力投向了中医药，尤其是在日本、韩国、印度、泰国等亚洲国家和我国的台湾、香港地区，开发出的中药产品工艺先进、质量标准高、外观精美，加上它们的市场营销体系完善、定位准确，在国际市场上更具竞争力。此外，这种国际竞争还以贸易壁垒的方式呈现，中药作为中国的传统医药，由于在生产、加工以及成分鉴定等方面存在一些技术欠缺，就更容易遭遇到绿色壁垒。目前，美国、日本、欧洲等地在制药行业采取的绿色壁垒主要包括健康、安全和环保管理体系，美国食药监局（FDA）在 2000 年颁布的《植物药指导原则》中推荐使用的 GAP 和 ISO14000 系统以及欧盟在《欧盟传统药品法案》等，对进口的中药质量提出了严格的规定，其内容涉及剂型、规格、包装、质量标准以及农药残留量限制等方面。

同时，还需要指出的是，目前一些国家存在着异化中医药以及将中医药学"去中国化"的倾向。例如韩国在国际上把具有悠久历史的"汉医"概念偷换为"韩医"并于 2009 年申遗成功；日本则在中药制药的某些领域已占据领先地位，力图要使日本成为世界传统医药的中心，如将针灸疗法赋予强烈的日本民族色彩即推出了"和氏针灸"概念，而事实上"和氏针灸"只是中医针灸的一点演变；而美国将中医针灸与中医药分离，用针灸来取代中医药，使中医药失去其本来面目和深厚的文化内涵。这些倾向如果任其发展，中国将失去中医针灸发源地和原创国的地位和优势。由此可见，当前在中医药国际服务贸易领域中存在着激烈的国际竞争。

（三）中医药服务贸易的国际立法与标准竞争激烈

正由于此，各国对中医药国际服务贸易的立法逐步完善及国际标准正在形成。面对中医药服务贸易领域的竞争已经上升到国家层面，西方国家对中医药的相关立法和标准也成为竞争的重要领域。如 1996 年，美国食药监局（FDA）批准针灸作为治疗方法，并于 1998 年正式进入美国健康保险体系。进入 21 世纪，澳大利亚维多利亚省、加拿大卑诗省通过了《中医药法》，新加坡、泰国、南非、墨西哥等国在中医药立法方面也相继取得突破。1980 年，世界卫生组织（WHO）向世界各国正式推荐针灸治疗适应证 43

种。2010 年 11 月 16 日，联合国教科文组织（UNESCO）通过了我国申报的"中医针灸"项目，将其正式列入人类非物质文化遗产代表作名录。越来越多的国家和国际组织对传统医学实行立法管理或保护，在我国，《中华人民共和国中医药法》已于 2016 年 12 月 25 日发布，自 2017 年 7 月 1 日起施行，弥补了立法上的短板。

在立法竞争的同时，西方国家对中医药服务标准的制定方面也是不遑多让。虽然中医药国际标准化建设目前尚处于起步阶段，但已经形成了一些具有影响力的国际标准。其中，主要以国际标准化组织（ISO）、WHO 以及世界中医药学会联合会（WFCMS）三大国际组织单独或合作发布中医药国际标准最为权威且影响力最大。如 WHO 于 2008 年发布的《WHO 针灸穴位西太区标准》及 2010 年发布的《中医药培训基准》，WFCMS 于 2007 年发布的《中医名词术语中英对照国际标准》，2010 发布的《世界中医（含针灸）诊所设置与服务标准》和《中医名词术语中葡对照国际标准》，2011 年发布的《国际中医医师专业技术职称分级标准》等。2009 年 9 月，在南非召开的国际标准化组织技术管理局（ISO/TMB）会议上，成功通过了中国的提案，成立了中医药技术委员会（ISO/TC249），并将秘书处设在中国上海，WHO 和 WFCMS 是 ISO/TC249 的 A 级联络组织。ISO/TC249 自成立至今，分别于 2010 年和 2011 年在中国、荷兰召开了第一、二次全体成员大会，2012 年第三次会议在韩国召开，新提案 21 项，2013 年第四次会议在南非召开，新提案 16 项，涉及的国际标准领域涵盖中药产品、中医药器械、中医药基本名词术语等，中医药国际传播正进入了良好的发展机遇期，建立完善的中医药国际标准化体系是提升中医药服务贸易国际竞争力的必要途径。尽管如此，中医药在国际范围内却缺乏统一的诊断和临床疗效评价标准，我国

253

在抢占标准制高点的行动中，缺乏有组织的努力，这在很大程度上既制约了中医药的国际化发展，又难以掌握我国对中医药发展的话语权。

二、我国中医药国际服务贸易的发展态势

（一）我国中医药服务贸易快速发展

近年来，无论是从中医药贸易的规模以及服务人次、营收等方面，都呈现出持续增长的态势。2014年我国中药类产品进出口总额46.30亿美元，同比增长9.79%。其中，出口35.92亿美元，同比增长14.49%，进口10.38亿美元，同比下滑3.84%。2015年商务部对境内中医药服务贸易的典型调查显示，288个中医药服务机构和企业共接诊外籍患者约20万人次，接收住院2.5万人次，营业收入达10亿元。超过60家中医药服务贸易机构在20多个国家和地区开办中医医院、中医诊所、中医养生保健机构、中医药研究中心等，年接诊当地居民25万人次。目前我国每年派出中医临床医师2000人，占外派医疗劳务人员总数的60%。

我国中医药国际服务贸易成为了国家对外战略的重要抓手。2014年，我国与"一带一路"国家中药类贸易额为25.43亿美元，相比2008年的7.81亿美元，增长了2.26倍。其中，对"一带一路"国家和地区中药类产品出口19.39亿美元，同比增长22.79%；进口6.13亿美元，同比下滑8.63%。

（二）跨境中医药医疗保健服务贸易不断扩展

随着我国服务贸易的加速，以商业存在和境外消费为表现形式的中医药医疗保健服务贸易也在不断扩大。例如，在与俄罗斯有着3000公里边界线的黑龙江省，对15个设有口岸的边境县中医医院加强了涉外接待能力的建

设，针对俄罗斯患者的特点，着重开展了针灸、火罐、刮痧等医疗服务项目。再如，蒙药在蒙古国民众中拥有极高的认知度和信赖度，近年前来内蒙古接受蒙医药治疗的国外患者越来越多。

除了在周边国家推进跨境中医药医疗保健服务以外，我国许多中医药企业还积极拓展海外健康服务市场。上海中医药国际服务贸易促进中心（NGO）以服务贸易的方式推进中医药国际化、产业化，其打造的以云计算公共服务平台为技术支撑，将线上与线下行业优质资源及业务有机结合的跨境服务窗口——"海上中医"国际健康服务平台，已经在阿联酋、瑞士、奥地利、意大利等国家落地，并不断拓展跨境健康服务的领域和范畴。

（三）国内医疗机构、科研机构对外交流合作不断发展

国内在中医药医疗、教育等方面具有领先地位的一些机构已经纷纷和国外展开了交流和合作。北京中医药大学及其附属医院已与美国、日本、加拿大、澳大利亚等国开展了科技合作，承担国际合作项目达 20 项，已为世界 89 个国家和地区培养了 14000 余名中医药专门人才。中国中医科学院及其附属医院与 30 多个国家和地区签订了 80 多项合作协议，与世界卫生组织共同建立了临床研究与信息、针灸、中药 3 个传统医学合作中心，在国际传统医学界有很大影响。

三、上海中医药国际服务贸易发展的现状及挑战

作为入选国家中医药管理局"中医药服务贸易先行先试重点区域建设名录"的地区之一，上海市立足中医药特色优势，在实践中注重培育市场主体、服务模式创新以及拓展海外渠道，积极探索建立以国际市场为导向的中医药服务贸易促进体系，在中医药国际服务贸易方面取得了长足的进步。与

255

此同时，上海在发展中医药服务贸易方面还存在着一些现实的"短板"，亟待在体制机制方面有所创新和提升。

（一）上海中医药国际服务贸易的发展态势

从总体上看，得益于完善的中医药产业体系和较高的中医药科研水平，近年来上海在发展中医药国际服务贸易方面持续推进，取得了极为丰硕的成果，逐步形成了中医药服务贸易的"上海模式"，主要体现在以下几方面：

1. 中医药产业体系不断完善。作为国内中医药事业和产业较为发达的地区之一，上海已形成了完整的、现代化的中医药教育、医疗、科研、中药产业体系。

首先，中医医疗服务网络基本覆盖全市。全市现有公立中医或中西医结合医疗机构 23 所、民办中医医疗机构 307 所，有 187 所综合性医院和 226 家社区卫生服务中心设立了中医、中西医结合科。共有中医执业医师、执业助理医师 7505 人，占全市医师数 11.3%；中医类床位 6660 张，占全市床位数 5%；中医门急诊、出院人次数分别占全市门急诊、出院人次数的 13.5% 和 6.9%。

其次，中医药继承和创新工作取得较大成绩。在全国率先开展"名中医工作室"建设，加强老中医药专家学术经验继承工作。有 10 个项目入选全国"十五"重点中医专科建设项目、32 个项目入选全国"十二五"重点中医专科建设项目。"十二五"三年行动计划实施以来，上海中医药界共承担了国家高技术研究发展计划、重点基础研究发展计划、科技攻关计划、科技支撑计划和国家杰出青年基金等国家级重大科技项目数十项，中药新药研制开发、中医药标准化、多学科中医药基础研究工作取得新的进展。

第三，中医行业管理和规范化建设稳步推进。成立上海市中医医疗质量控制中心、中医药科技服务中心和中医药社区卫生服务研究中心，完成 21 个综合性医院示范中医科建设、开展 13 个综合性医院达标中医科建设。修订并全面推广应用《上海市中医病证诊疗常规》、《上海市中医病证护理常规》，制定并实施《上海市社区卫生服务中心中医药管理基本规范》。开展 106 个病种中医诊疗质量控制标准研究。

第四，中医药国际标准化建设取得进展。世界 ISO 质量组织成立中医专业委员会，秘书处设在上海，上海也是 WHO 中医疾病分类标准的研究基地，上海正在成为世界中医标准化研究的重心。

2. 中医药技术水平不断提升。上海中医药大学是全国最早的 4 所中医药高等院校之一，复旦大学、上海交通大学、同济大学等国内外知名高校都设有中医、中西医结合院系或专业。上海还拥有 1 所中医药研究院、30 余个中医药研究所（中心）以及一大批中医药科技创新型企业，具有高水准的中医药创新能力，在承担国家中医药重大科研项目及获得科技成果方面一直名列全国前茅，已转化形成了一批效益突出的中医药产品。丰富的中医药教育科技资源，为上海发展中医药健康服务提供了重要支撑。

上海在中医药科研转化方面也取得了积极的进展。以浦东为例，截至 2015 年 6 月，浦东新区中医药企事业单位共获得国内专利授权 273 件，国际专利授权 118 件；已获得新药证书 11 件、生产批文 33 件、临床批件 49 件，并有 20 个项目已进入临床批件申请阶段、14 个项目进入新药证书申请阶段，有 2 个项目计划开展国际临床研究。

3. 拓展远程医疗服务市场。在提供诊疗服务方面，上海中医药医疗机构除了服务于境外来沪人群以外，还积极拓展跨境医疗服务的实现方式。全国首家中医药服务贸易专业服务机构、商务部和上海市政府重点建设项

257

目——上海中医药国际服务贸易平台（NGO）建立了"海上中医"国际医疗健康服务平台，开展中医药健康服务产品开发、服务规范化的实践和尝试，初步形成了一套相对规范的技术体系和服务模式。通过线上平台，集中打造五大服务功能，包括公共服务、资源整合、国际交流展示、国际合作渠道集成等。

通过探索跨境健康服务的实现路径，上海中医药服务机构积极推动海外远程医疗的境外落地与有效运作。在实践中，上海中医药国际服务贸易平台，通过利用现代信息技术、互联网技术，建立集成中医药服务贸易的信息服务和交易服务，实现线上与线下、国内与国际交融互动。如"海上中医"国际医疗健康服务平台，自落户德国以来不断向海外市场拓展，2017年已经完成迪拜和瑞士项目的一期建设，与意大利、奥地利等相关机构的合作的远程医疗项目正在加紧运作。

4. 对外合作交流快速发展。上海中医药教育起步早，是全国最早接受海外中医培训任务的城市。上海中医药国际培训的发展目前主要由上海中医药大学和所属的附属医院承担，其他大学、机构开展文化交流活动中，有零星的中医培训内容。

上海在拓展中医药科研、医疗机构的对外交流方面卓有成效，并且已经形成了一些较为成熟的跨境合作模式。除了政府主导的公益模式、商业属性模式以外，近年来兴起的 PPP 模式 ① 成为上海中医药探索的主要方向。如我国"一带一路战略"的第一个医疗项目，2015年9月由上海中医药大学附属曙光医院与捷克赫拉德茨·克拉洛韦市大学医院合作建立的中医中

---

① PPP 模式即 Public Private Partnership 的字母缩写，是指政府与私人组织之间，为了合作建设城市基础设施项目，或是为了提供某种公共物品和服务，以特许权协议为基础，将部分政府责任以特许经营权方式转移给社会主体（企业），政府与社会主体建立起"利益共享、风险共担、全程合作"的共同体关系。

心门诊部（捷克）；2015 年 11 月由上海中医药大学和马耳他大学合作建立、由上海中医药大学附属龙华医院负责建设的马耳他中医中心（马耳他），等等。通过伙伴关系、利益共享以及风险共担等机制，进一步推动了中医药对外合作交流的拓展。上海还探索中医药跨境教育的有效实现方式。如上海中医药大学致力于建设"全球中医药中心"，组建国际联合实验室，推进全球高端人才集聚，打造中医药标准研究等国际平台，着力提升中医药科研水平。2017 年 5 月，"上海—渥太华联合中医药学院"正式入驻全球合作伙伴中心。通过这种跨境教育的创新形式，上海不断拓展海外合作交流范围，与毛里求斯、以色列、摩洛哥、马来西亚、泰国、芬兰等国家政府、医疗集团和大学建立友好合作关系，进一步推动了中医药国际服务贸易的海外拓展。

（二）制约上海中医药服务贸易发展的瓶颈与短板

1. 服务贸易产业链不够完善，缺乏成熟的商业模式。从总体上看，上海的中医医疗、教育领域的国际服务贸易虽然有一定的发展，在全国有一定的领先优势，但总体还处在初级起步发展的阶段。从服务贸易的总量上看，上海中医药服务贸易，按目前汇率，最多只能占到上海教育、医疗保健的 1/24，在全市服务贸易总额中的比例几乎可以忽略，可见，上海中医药国际服务贸易仍有待进一步发展。

中医药对外贸易尚以中药成品或原材料出口为主，缺乏医疗品牌，且中医药服务贸易缺乏有效的海外网络，以往走出去的，都算不上商业概念，更多的是展示和交流。如从目前上海十一家服务贸易试点单位上报的服务项目分析，服务内容缺少市场的差异性，服务模式单一，缺少完整的服务产品，包括模式、流程、人员、成本、标准、定价等基本要素的规范，没有明确的

259

产品分销模式、渠道，运作方式几乎基于传统的小作坊式循环。更为关键的是，中医药服务贸易必须要依托"技术—服务产品—服务机构—市场营运—产业化发展"的有效运作，但就目前而言，上海的中医药健康服务，从技术开发到产业化发展的各个环节缺少内在联系，没有形成完整的产业发展链。

2. 在人才、技术等资源要素有效整合方面仍存在体制障碍。当前，上海医疗卫生、教育服务供给的主力军依然是政府，政府控制着绝大多数优质资源，上海从事中医药服务贸易的主体仍是国家事业单位，无论是管理理念还是运行模式都与开展服务贸易市场化的运作格局不相适应。各单位的技术、人力资源分割在不同条线内，优质资源不能有效转化为产业要素并根据市场原则自由流动，从而能够在服务贸易项目上有效集中，形成市场优势。

其实，自从 2009 年以来，从中央到地方，各级政府都出台了一系列深化医改、鼓励社会资本举办医疗机构的政策，上海也推出了一系列有利于社会资本举办中医医疗机构的政策，但实际上有不少政策障碍仍以"玻璃门""弹簧门"形式出现。如公立医院医生到中医门诊部、诊所进行多点执业的渠道不够通畅；同时，国家关于科技成果的知识产权、收入分配等的相关政策难以落地；以及科研成果转化为标准化的商品和服务尚缺乏成熟的产学研模式，等等，都在很大程度上限制了资源要素的活力激发。

3. 国际服务贸易所急需的综合性人才依然较为缺乏。近年，接受治疗的外国人比例不断上升，更加凸显了对专业能力、语言沟通能力等综合性人才的需求。在中医药领域，上海缺少从事中医药服务贸易的高素质人才，中医院校教育结构中也缺少此类人力资源培养的资源。同时在中医药领域的各层次专业服务人员中（医生、护士、现场服务人员等），外语沟通能力不强。经几年努力，情况有了很大改观，但与开展服务贸易要求还有差距。

4. 中医药国际营销网络有待拓展。中成药出口情况是中医服务国际化进程的风向标。药品的出口必然催生对中医药服务的需求。数据显示，目前我国 70%—80% 中药是注册药品在境外销售，亚洲地区是我国中药出口的传统市场，也是主要市场。2017 年前三季度，我国中药对亚洲国家和地区的出口额为 15 亿美元，同比微降 0.06%，占比达到 57.73%，以美国、日本、东盟、韩国和中国香港为主。由于受中国传统文化影响的原因，东盟地区成为中成药出口新增长点，是最有发展潜力的地区。从上海来看，其进出口均在各省市中排名第五位，低于广东、浙江、安徽与山东。

一般来说，中药的使用需要相当数量的中医药服务，这就要求有相应的服务人员和机构设定。由此，与这些规模日渐增长的中成药出口相匹配的服务分销网络将成为服务贸易推进可借助的力量。但从上海来看，在上述中药销售覆盖的国家、地区几乎没有完整的中医服务分销渠道系统，这一市场为所在国的中医服务者或机构所覆盖，在一定程度上弱化了上海中医药服务国际营销网络拓展的空间。

5. 国际服务贸易促进体系的基础工作还需加强。对于中医药国际服务贸易的发展来说，基础性的工作如标准体系、统计制度等，都是确保服务贸易顺利开展的必要条件。但相比之下，上海乃至我国的相关工作均处于起步阶段。同时，中医药国际服务贸易的相关行业统计信息缺失、信息支撑体系不健全不完善。

四、上海推动中医药服务贸易的战略选择

（一）明确定位，实施中医药服务贸易发展战略

实施中医药服务贸易发展战略，快速提升中医药服务能力和中医药服务

产品国际竞争力，扩大中医药服务应用范围，提高中医药服务的认可度，进一步促进中医药国际传播和发展；展示并传播中医药科学理论和文化内涵，推广在中医药理论指导下的健康生活方式和生活理念，促进中医药文化和中华民族优秀传统文化的国际传播，营造良好的国际环境，提升我国软实力和国际影响力；创新中医药对外交流与合作模式，吸收借鉴国际先进科研成果、管理理念和营销模式，通过"以外强内"激发国内中医药机构发展潜能和活力，提高中医药服务的规模和质量，促进中医药领域的国际资金、技术和信息互动及共享，推动中医药行业的科学发展。

（二）理顺体制，开发与整合人才、技术等资源

当前，上海医疗卫生、教育服务供给的主力军是政府，上海从事中医药服务贸易的主体仍是国家事业单位，无论是管理理念还是运行模式都与开展服务贸易市场化的运作格局不适应。各单位的技术、人力资源分割在不同条线内，优质资源不能有效转化为产业要素，根据市场原则自由流动，在服务贸易项目上有效集中，形成市场优势。

要进一步理顺体制，形成全市各部门、各方面协同的中医药服务贸易发展的格局。具体可以由市商务委牵头，整合政府各部门、中医药科研与服务机构、各方面专家所组成的协调机构（可设置相关的公司法人），进一步整合各方面资源，从而在推动中医药服务贸易发展实践中形成合力，将有助于后续各项工作的开展。

进一步整合相关政策并监督落实，积极鼓励中医药机构打破人才壁垒，用走出去、引进来等方法，加强多向交流与合作，整合人力资源，推动建立中医药人才流动机制，促进中医药人才合理流动。同时，应当创造条件，大力发展面向世界、面向全国的、多层次的、标准化的中医药国际服务贸易人

力资源培训体系，推动"自然人流动"服务贸易、跨境服务贸易实现跨越式发展，成为上海服务全国和中医药服务贸易发展的新亮点。创新中医药教育模式，打造二至三个具有全球影响力的中医药教育机构。

（三）探索模式，创新服务贸易的有效商业模式

以国内外两个市场的需求为基本依据，充分发挥区位优势、依托上海服务贸易发展的整体实力，结合上海中医药产业（包括医疗教育）发展的比较优势，形成上海在中医药服务贸易产业链中的优势环节，以适当的商业模式集中优势资源，抓住产业链的关键环节发展，提高服务附加值，提升上海中医药服务贸易的竞争力和辐射力，为上海成为国内领先，亚太一流的中医药服务贸易中心城市奠定基础。

在实践中，要积极探索商业模式的实现方式，如"海上中医"依托平台技术，将中医传统理论与现代科技紧密结合，将中医临床诊断信息采集客观化、数据化并融入名老中医临床经验，实现远程中医诊疗数据传输与医疗咨询，实现了中医医疗连锁式跨境服务；又如曙光医院等医疗机构与国外集团合作在国外设立中医诊疗机构，以在地医疗实现商业化运作，等等。基于此，可以从中医药相关服务产品入手，通过单点突破的方式，逐次孵化成形，同时也可引入风险投资等各方面力量的参与，以进一步提升中医药服务的市场适应性和生命力。

（四）建构网络，推进服务贸易的国际营销网络

建立中医药服务贸易渠道的管理、控制和监管体系，建立国际营销网络。目前仅靠企业自身力量在全球范围内建立完整的分销体系是不经济的，甚至是不可能的，可以选择资源的共用机制，组织中医药服务贸易渠道战略联盟，它包括合资、联合研发、定牌生产、特许经营、相互持股等形式，使联盟双方均得到收益，在国际市场上不断扩大占有率。这种"借船出海"进入国际市场的模式是一种比较快速、经济和有效的途径。

要充分发挥其区位优势和海外渠道优势，充分发挥在信息服务、金融服务、物流服务、法律服务、会展服务等方面的相对优势，大力发展"离岸商贸服务"，提供中医药服务贸易发展所需的授权、代理、认证、设计、技术支持、融资等商贸服务，建成亚太地区具有国际竞争力的中医药国际采购中心。

（五）完善链条，形成完整的产业链条

中医药服务贸易整体实力的提升，离不开"技术—服务产品—服务机构—市场营运—产业化发展"的完整产业链的有效运作。由此，要进一步推动上海中医药健康服务产业链的形成，将直接提升上海中医药服务贸易的水平和效益。从实践来看，要以上海中医药服务贸易区建设为抓手，以上海首批中医药服务试点单位为主要骨干，积极探索，创新服务模式、创新产业模式，培育比较完整的中医药服务贸易产业链，造就一批具有核心竞争力的中医药服务贸易的市场主体，以点带面，形成中医药服务贸易行业发展的基本格局。

要利用"上海中医药国际服务贸易促进中心"作为平台，以国内市场为依托，以海外市场为产业拓展重点，整合技术、人才优势，在项目策划、政策咨询、信息服务、电子商务、国际渠道资源等方面建设专业化的服务功能，推动中医医疗、教育培训、文化传播、知识产权保护等领域的中医药服务贸易发展。尤其是要扶持一些类似于"海外中医"等整合度较高的中医药健康服务品牌，以后台技术、人才支撑前台中医药健康服务的国际拓展。尤其是需要放开国内医院对外投资、参股的相关规定，以便于国有资本或社会

资本走出去进行资本运作或合作发展，以绕过所在国的非关税贸易壁垒，并为中医药走出去提供支点。

（六）形成集群，打造中医药服务贸易产业集群

通过健康产业园区，实现产业聚集。随着信息技术的快速发展，平台经济已成为越来越重要的一种产业组织形式。建设、组织基于电子信息技术的中医药服务贸易大平台，完善我国中医药服务贸易跨境交付的服务模式，实现信息集聚效应，汇集上下游关联各方，形成集群，实现"捆绑式"发展，集成资源和渠道优势，不断延伸产业链，产生商业流、信息流、物流、人流和现金流，形成辐射效应，形成以上海为中心，辐射长三角，以长江流域和广大内地为发展腹地的大格局，做亚太地区中医药服务贸易供应链的领导者。

报告来源：上海市商务委员会委托课题。

课题负责人：汤蕴懿，研究员，上海社科院健康经济与城市发展研究中心秘书长。

课题组成员：于辉，副研究员，上海社科院经济研究所。

张虎祥，博士，上海社科院社会学研究所。

尚力，博士，《海上中医》服务贸易平台秘书长。

上海药品零售行业空间布局研究

一、上海药品零售行业创新发展的现状与趋势

（一）上海药品零售行业发展现状

1. 行业市场规模稳步扩大。2015年，上海药品零售总额达到80.07亿元，相比"十二五"期末增长60.14%。2015年当年同比增长6.75%，增幅与上年同期持平，增幅逐步趋稳。

2. 行业连锁比例不断提升。近年来，连锁模式成为上海药品零售市场发展的主体模式。截至2015年底，上海零售连锁企业共42家，作为药品零售终端的零售药店在沪数量达到3482家（比"十一五"末增加9.9%），其中零售连锁企业下辖门店数3050家，单体门店数432家，药品零售连锁率达到87.6%（较"十一五"末上升1.69个百分点），遥遥领先于全国水平。

3. 行业结构呈现高集中度。近年来，上海药品零售行业加速整合。目前，上海近3500家零售药店门店看似不均匀分布在40余家企业（总部），但因为历史传承（连锁企业总部间的产权关系）的关系，基本集中在"上药系"、"国药系"、"第一医药系"、"上海益丰"及健一网大药房、上海好药师等数个派系。4家主要药品零售连锁企业的加盟药店数量五年内突破了1200

家，占全市零售药店的三分之一多。总体来说，上海药品零售行业呈现出相当高的市场集中度。

4. 行业经营业态不断创新。一是"互联网＋"药店零售经营模式持续发展。本市现有 15 家药品零售企业开设了网上药店，实行线上下单、线下送达的销售模式。华润医药的"健一网"成为全国发展最快的医药电子商务网站之一。2015 年，上海互联网医药商品销售规模已达 6 亿元。二是以社区为中心的零售多样化经营模式得到突破。部分企业针对某些特定病种（如糖尿病、高血压等），配备有助于疾病控制的家庭辅助医疗器械、生活用品、食品等，提供一站式服务。部分企业实行会员制，建立顾客健康档案，下社区开展健康咨询活动。三是医药零售商业"老字号"呈现新发展。具有两百多年历史的"雷允上、童涵春、蔡同德、余天成"等一批老字号经营特色得到充分发扬。4 家药品零售企业开展了"中医坐堂"等服务，形成了各具特色、优势互补的药品零售格局。

（二）上海药品零售行业发展趋势展望

1. 经济社会发展新常态总体上为行业带来利好。当前，我国经济步入中高速发展的新常态，在我国推进供给侧结构性改革以及向中高收入国家迈进的大背景下，在上海老龄化加快、全面放开二胎、城镇化建设与城市空间布局优化的特殊情境下，人民群众对医疗卫生服务和自我保健的需求将大幅度增加，药品市场规模将继续稳步增长，药品消费的区域结构、产品结构等都将发生重大变化。所有这些无疑将为上海药品零售消费的需求提供广阔的发展空间。但也同时要看到，上海都市经济的发展环境进一步推高了要素成本和商务成本，高房价、高工资、高费用制约了药品零售企业的竞争优势，行业微利化程度将进一步加大。

2. 医改深化推动行业竞争态势呈现新的发展。当前，"三医联动"^①进一步加快，医改新政连续发布，国家层面大力推进以"医药分开"为核心的相关改革与政策导向，如药品价格形成机制改革、药品审评审批制度改革、药品医保支付标准制度建设、城市医疗信息系统建设与应用等，将进一步促进医药产业的健康发展和零售市场的充分竞争，为零售药店发展创造空间。但同时，医改深化进入攻坚阶段，各种利益关系也面临深刻调整，受此影响，行业增速可能将进一步减缓，市场竞争将进一步加剧。

3. 科技进步推动行业进一步变革创新。当前，"互联网＋"行动计划的推进，云计算、物联网、大数据等科学技术的快速发展，跨界进入、跨界融合等新竞争态势，正成为行业变革创新的重要推动力。在此背景下，药品零售营销模式将进一步转型升级。药品零售企业将利用互联网技术，改善和丰富药品流通渠道和发展模式，或加入医药电商，或参与移动互联、远程医疗、大数据分析等模式的融合发展，向大健康服务商转变，行业现代化水平有望全面提升。

4. 资本力量推动行业整合和规模化进入新的阶段。随着供给侧改革深入、体制机制障碍逐步破解，资本市场将更加关注包含药品批发与零售在内的整个药品流通行业，行业整合有望进一步推进。大企业间兼并重组、供应链逆向并购、零售前向一体化、网络企业与实体企业融合发展等将成为行业重要特征。行业批零一体化将加速推进，更多的大型批发企业将开始重视药品零售终端建设。部分零售连锁企业将继续借助资本力量加快扩张和布局，实现跨区域发展和规模化经营。中小型零售企业将加快选择重组方式

---

① 三医联动就是医保体制改革、卫生体制改革与药品流通体制改革联动。

"联大靠大",或结成联盟方式,提高抗风险能力。

二、上海药品零售行业空间布局的现状和特征

(一)上海药品零售行业空间布局的现状

目前,全市零售门店分布在中心城区[①]共计978家,浦东新区及作为中心城区拓展区的闵行区、宝山区共计1589家,郊区[②]共计1133家[③]。

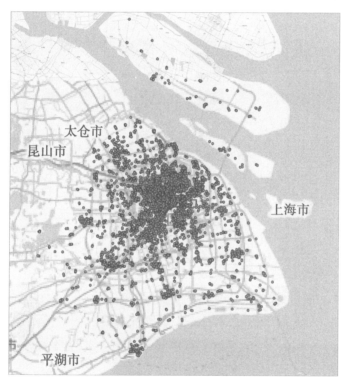

图1 上海零售药店的空间分布

(二)上海药品零售行业空间布局的特征

1. "一中心"——中心城区成为药店空间密度的高地。从空间分布情

---

① 本文中主要是指黄浦区、徐汇区、长宁区、静安区、普陀区、虹口区、杨浦区。

② 本文中主要是指嘉定区、金山区、松江区、青浦区、奉贤区、崇明区。

③ 数据来源于上海市医药商业行业协会(截至2016年7月)。

况看，中心城区（浦西部分）的药店密度明显高于其他地区，各区每平方公里药店数均超过 2 个 / 平方公里（静安区达到 5.14 个 / 平方公里）。郊区药店密度普遍低于 1 个 / 平方公里，崇明仅有 0.08 个 / 平方公里。浦东、闵行、宝山等具有城乡混合特征的区域则介于上述二者之间（参见表 1）。

表 1　上海零售药店在各区的分布情况

行政区	面积 （平方公里）	人口 （万人）	药店数	药店数 / 平方公里	药店数 / 万人
黄浦区	20.46	68.2	94	4.59	1.38
徐汇区	54.76	110.97	153	2.79	1.38
长宁区	38.3	69.86	118	3.08	1.69
静安区	31.1	109.71	160	5.14	1.46
普陀区	54.83	129.61	180	3.28	1.39
虹口区	23.48	83.82	112	4.77	1.34
杨浦区	60.73	132.37	161	2.65	1.22
浦东新区	1210.41	545.12	909	0.75	1.67
闵行区	370.75	253.95	399	1.08	1.57
宝山区	270.99	202.4	281	1.04	1.39
嘉定区	464.2	156.62	298	0.64	1.90
金山区	586.05	79.71	108	0.18	1.35
松江区	605.64	175.59	300	0.50	1.71
青浦区	670.14	120.83	163	0.24	1.35
奉贤区	687.39	116.76	169	0.25	1.45
崇明区	1185.49	70.16	95	0.08	1.35

2. "两集聚"——存在两种类型的典型空间集聚。一是以大型综合性医院为中心的零售药店集聚。从空间数据来看，中心城区多数大型综合性医院周边呈现零售药店的密集分布，这是"医-药"产业集群关系在空间上的重要反映。例如，杨浦区长海医院周边 160 米半径范围内，有至少四家零售

药店聚集。二是以各级商业功能区为中心的零售药店集聚。药品作为一种特殊的商品，其零售业态布局也符合一般的市场选址规律，并受到商业规划布局的强烈影响。在部分人流量较高、商业氛围浓厚的市级商业中心，零售药店分布相当密集。例如，南京东路市级商业区范围内，有至少四家零售药店密集分布（平均间距不超过 150 米）。

三、上海药品零售行业空间布局政策评估

药品零售业的空间布局状况直接关系到群众购药的便利与否，同时也间接影响到用药安全供应格局和零售终端的业内竞争与业态创新。通过布局规划、行政许可等政策工具，完善药品零售终端的空间布局，以方便群众购药，始终是政府对于药品零售业管理的重要政策目标。为此，上海根据国家有关法律法规和部门规章要求，结合本市实际，在 2001 年出台了沪府办〔2001〕45 号文（以下简称"45 号文"）并实施至今。该文件对不同类别药品零售的布局做了规定，是本市药品监督管理部门关于零售药店经营许可的重要依据之一。其中，"凡新设药品连锁店和零售药店，原则上按照店与店之间相距 300 米的参考值进行调整和设置"，是最为核心的政策规定。

（一）政策的合法性评价

1. 政策其法律依据的有效性。"45 号文"明确提到的上位法律依据主要有三项，即：《中华人民巩共和国药品管理法》、国务院办公厅《关于城镇医疗卫生体制改革的指导意见》（国办发〔2000〕16 号）、国家药品监督管理局制订的《零售药店设置暂行规定》（国药监市〔2001〕43 号）。此外，《〈中华人民共和国药品管理法〉实施条例》作为《中华人民巩共和国药品管理法》的配套法规，也应当视作本政策重要的法律依据。对上位法律依据有

271

效性的评价，重点看其有关文本内容的相关性，以及是否尚在有效期内。

（1）《中华人民共和国药品管理法》。与"45号文"零售布局政策相关的条文是其中的第十四条第3款：药品监督管理部门批准开办药品经营企业，除依据本法第十五条规定的条件外，还应当遵循合理布局和方便群众购药的原则。该条文对于零售药店的布局提出了抽象性、原则性要求。"45号文"制定时所依据的本法为2001年第一次修正版。目前，本法已于2015年4月24日经第十二届全国人民代表大会常务委员会第十四次会议第二次修正，相关关涉条文并无改动，目前依然有效。

（2）《关于城镇医疗卫生体制改革的指导意见》。本意见对于"45号文"的指导精神主要体现在推进医药分开、药品流通体制改革等方面，如"鼓励药品生产经营企业打破地区、行业、部门界限和所有制界限"、"推动药品零售业的连锁化经营，促进连锁药店、普通超市非处方药柜台及独立门点等多种零售形式的发展"，但在药品零售布局方面并无直接关涉条文，对于药品零售布局政策的上位指导意义并不强。本指导意见长期有效。

（3）《零售药店设置暂行规定》。与"45号文"零售布局政策相关的条文是其中的第七条：药店的设置应遵循合理布局和方便群众购药的原则，其具体规定由省（区、市）药品监督管理局组织制定。该条文除重申《药品管理法》对于药店布局的抽象性、原则性要求之外，对其具体规定并未做普遍性要求，允许各地制定"地方版"要求，并规定其权限在省级药品监督管理局。本规定并未说明暂行实施期限，也未宣布废止。

（4）《〈中华人民共和国药品管理法〉实施条例》。与"45号文"零售布局政策相关的条文是其中的第十二条：开办药品零售企业……受理申请的药品监督管理机构应当自收到申请之日起30个工作日内，依据国务院药品监督管理部门的规定，结合当地常住人口数量、地域、交通状况和实际需要进行审查，作出是否同意筹建的决定。本实施条例对于《药品管理法》中提出的关于药品零售布局要求的抽象原则——"合理布局和方便群众购药"，给出了具有解释性的一些判定基准要素，但还不足以具有操作性。该条例目前依然有效。

表 2 "45 号文"的上位法律依据

法律法规名称	与"45 号文"关系	有关条文内容	目前是否有效
《中华人民共和国药品管理法》	抽象的指导原则（合理布局和方便群众购药）	第十四条第3款：药品监督管理部门批准开办药品经营企业，除依据本法第十五条规定的条件外，还应当遵循合理布局和方便群众购药的原则。该条文对于零售药店的布局提出了抽象性、原则性要求。	有效
《关于城镇医疗卫生体制改革的指导意见》	在零售药店布局方面无直接关涉条文	"鼓励药品生产经营企业打破地区、行业、部门界限和所有制界限"、"推动药品零售业的连锁化经营，促进连锁药店、普通超市非处方药柜台及独立门点等多种零售形式的发展"。	有效
《零售药店设置暂行规定》	明确零售药店布局具体要求的规制主体（省级药品监督管理局）	第七条：药店的设置应遵循合理布局和方便群众购药的原则，其具体规定由省（区、市）药品监督管理局组织制定。	未宣布失效
《〈中华人民共和国药品管理法〉实施条例》	给出具有解释性的一些判定基准要素（当地常住人口数量、地域、交通状况等）	第十二条：开办药品零售企业……受理申请的药品监督管理机构应当自收到申请之日起30个工作日内，依据国务院药品监督管理部门的规定，结合当地常住人口数量、地域、交通状况和实际需要进行审查，作出是否同意筹建的决定。	有效

2. 政策其程序与内容的形式正当性。

根据《零售药店设置暂行规定》（国药监市［2001］43 号）的授权，上海地方药监部门与当时的商业、工商、卫生、医保等管理部门联合出台了

273

45 号文，其中对于零售药店布局的有关规定，其性质约略可视为大陆法系行政法学中的裁量基准，构成了抽象的法律与具体的事实之间的连接。它们将《药品管理法》第十四条第 3 款以及《实施条例》中第十二条的抽象部分具体化（转化为密度要求与间距限制），以增强其可操作性，在形式上是具有正当性的。作为成文的向外公布的审查基准，45 号文实质上限定了裁量运作的空间，这可以使药品监督管理部门在审查药品经营许可申请时，能提高行政过程的透明度，同时提高申请人对可结果的可预期性。

3. 政策与后续出台法律法规的冲突性。从国家层面来看，"45 号文"出台后，有关部委均未发布过与之相关的新的法规和规章，商务部及食品药监局所发布的有关药品零售流通企业的指导意见与"45 号文"政策并无冲突。从地方层面来看，上海市政府后续出台的地方性规定，如《上海市药品零售企业开办、变更暂行规定》、《上海市药品零售企业行政许可指南》、《上海市药品零售企业违法违规行为记分管理暂行办法》等，其涉及有关零售药店布局的内容，也均与 45 号文的规定相一致。由此看来，"45 号文"与国家与上海地方后续出台的各项法律法规并无冲突。

（二）政策的执行情况评价

"45 号文"的核心内容——"300 米政策"具有区域性锁定零售药店供给总量上限的政策效应。政策实施 15 年来，上海城市发展布局、人口集聚特征、药品零售行业规模结构等已经发生了深刻的变化，由此带来了零售药店区域性新增需求，这与供给上限的锁定形成了强烈的矛盾冲突。由于种种因素，在政策具体实践中，也出现了或明或暗的执行偏差（其实质是裁量基准的不统一），这种偏差现象与局部的供给缺口并存，造成"两个不佳"——药品零售市场的新进入者感受不佳、药店布局薄弱地区的群众购药体验不

274

佳。具体来看：

1. 从实施角度看，核心政策在实施操作过程中存在偏差甚至较大幅度突破的情况，政策执行的有效性已有"折扣"。课题组通过 GIS 空间技术和相关算法，对本市零售药店的步行间距进行了计算[①]。结果显示：在中心城区（浦西部分），共有 58 对药店之间的步行间距明显不符合"300 米政策"规定，涉及药店 99 家，占总数的 10.62%。其中，间距小于等于 100 米的就有 13 对。上述情况表明，"300 米政策"总体上得到了贯彻执行，但局部存在较大执行偏差。这些偏差，除了测距误差、原址动迁、历史原因、不适用政策等情况外，不同地区的基层部门行政裁量基准不一致是重要因素之一，容易造成市场主体的不公平感受。

2. 从配套政策执行情况来看，一些规定由于操作性差、意义退失，在实践中已经被逐步淡化或放弃。根据"45 号文"，"300 米政策"有若干配套政策规定，如"本市常住人口约 7000 人至 10000 人配置 1 个零售药店"等。课题组通过对行业协会以及相关企业主体等的访谈了解到，该项"人口药店比例政策"的规定在各区的实际操作中已被基本放弃。另外，对于"药店布局需要与城市发展规划相适应"等仅具原则性的要求，绝大多数区在许可中没有对应的裁量基准，实际上已不作为规定要求。但是也有例外地区（如青浦区），一些符合"300 米政策"要求的新设药店申请在上述地区往往因为这一条抽象、不具体的规定而被"拒之门外"。

3. 从政策的适应性角度来看，城市商业经济格局与城市空间布局较

[①] 由于中心城区集中了大型连锁药店、老字号药店、大型医院、大型商业区等多种情况，且零售药店密度较高，在市域空间范围内具有极强的代表性，因此本次评估选取中心城区作为政策重点分析对象。

政策制定时已发生了剧烈变化，核心政策规定与城市发展的矛盾越来越显性化。一是特定区域的供给缺口无法得到填充。如前所述，目前上海大型综合性医院周边、大型商业区内呈现零售药店的密度较高。从供给侧来看，上述区域内密集分布的零售药店并没有出现无序过度竞争的情形。相反，受医药产业配套关系、商业互补关系等的影响，这些特殊区域内的药品零售需求量较大，持续吸引着新的供给者的加入。但由于"300米政策"的规定，上述区域的药店总量不可能被突破。

二是与人口导入区域潜在需求相适应的布局引导效应不足。"上海2040城市总体规划"中设定的四个主城片区和五个新城将是未来人口大量导入的区域，也是基础设施和公共服务的重点发展区域。就现状而言，上述区域零售药店布局总量不多，零售药店的空间密度、人均药店数均低于中心城区，"300米"政策对此无法起到引导作用。

四、完善上海零售药店空间布局的若干政策建议

根据目前上海零售药店空间分布现状和有关布局政策的评估情况，结合药品零售行业发展趋势和上海城市规划发展的前景，课题组认为，上海零售药店布局政策的总体思路：一是有必要进一步简政放权，逐渐淡化零售药店空间布局"小"政策的规制作用，而强化相关商业布局规划"大"政策的指导作用；二是从更加方便群众购药、提升上海药品零售行业竞争力的导向出发，完善相关布局政策的分类引导功能，从而促进上海药品零售业健康持续发展。为此建议：

（一）划定零售药店重点布局区域

建议将大型综合性医院周边区域、大型商业区等二类区域划归为"零售

药店重点布局区域",在申请零售药店设立许可时可淡化"300 米政策"的限制。零售药店重点布局区域的定义、名录、区域范围大小等信息必须由市级相关部门制定,予以公示和透明化,给市场参与主体以明确的预期。

(二)明确取消"300 米政策"以外的其他限定要求

本次评估调研发现,各区对于"300 米"政策的配套限定要求的执行并不统一,部分限定已仅是名义上存在。为此建议,在现阶段保持政策总体稳定的前提下,明确取消"7000—10000 人"以及裁量基准较为模糊的"合理规划"等要求,减少政策的复杂性和不确定性,给企业以明确清晰的规制预期。

(三)加强人口导入重点区域和部分药店薄弱地区的布局规划引导

从长远来看,需在城市总体规划的基础之上,制定人口导入重点区域的零售药店布局分类引导政策。就近期而言,对于部分人口快速导入、药店布局需求较大的区域(如部分大型居住社区),以及远郊部分药店薄弱地区,可以通过政策性补贴等方式,引导药品零售企业特别是国有药品流通企业加强门店设置,发挥企业社会责任,缓解布局不足的阶段性矛盾。

(四)加强新业态药店布局的分类指导

目前,全市零售药店中以经营专业医疗器材,以及需求总量不高、但专业化程度要求较高的特定病种药物的专业性门店数量较少,对于一些有着特殊需求的群众而言非常不便。为此建议,在布局政策上突出分类指导意义,对一些新业态零售药店如专业性药店、药妆店等,可不受"300 米政策"的准入限制,从而改善其发展环境,培育新业态药店的发展。

(五)强化设店许可条件中的非布局条件

零售药店许可条件中除布局以外的其他条件,对于实际布局结果也有着重要影响。建议在坚持现有标准要求前提下,特别要突出和强化对于加盟店

277

的要求，如必须配备执业药师、限制加盟店中执业药师的多点执业、建立诚信档案等。此外，建议从店面面积要求等非布局条件入手，鼓励大型药店的布局开设。

（六）加强对零售药店的日常监管和退出机制建设

零售药店的科学合理布局不但需要规划与政策的引导，同时也需要与管控体系相匹配。在区级层面市场监管整合的背景下，建议推进日常监管全覆盖，加强对于单体店、加盟店的针对性监督。同时，进一步建立完善有效的市场退出机制，促进零售药店间的有序竞争和"区位退腾"，为企业选址和战略布局提供更多的竞争余地，最终促进行业整体发展水平提升。

（七）逐步淡化具体行政规制、强化总体性规划指导

简政放权、放管结合、优化服务既是中央明确要求，也是政府自身改革趋势。从长远来看，在药品零售行业自律的前提下，有必要进一步简政放权，逐渐淡化零售药店空间布局"小"政策的规制作用，而强化相关商业布局规划"大"政策的指导作用。上海市已经正式出台了《上海市商业网点布局规划（2014—2020 年）》和《上海市 15 分钟社区生活圈规划导则》，今后上海零售药店空间布局应当遵从上述商业布局规划的总体部署和统一规定。

报告来源：上海市商务委员会专项课题。

课题组负责人：王玉梅，研究员，上海社科院健康经济与城市发展研究中心主任。

成员：吴也白，副处长，上海市人民政府发展研究中心。

虞震，副研究员，上海社科院应用经济研究所。

上海新虹桥国际医学中心

——现代医疗服务业发展的重要平台和集聚区

健康上海建设是上海推进"五位一体"总体布局和"四个全面"战略布局、加快向具有全球影响力的科创中心和卓越的全球城市迈进的重要战略机遇。推进以健康为主题的产业园区建设，加快健康产业集群和健康服务产业链发展，是上海发展健康产业的重要抓手，也是建设上海新虹桥国际医学中心（以下简称"园区"）的核心任务。园区自建设以来，紧紧围绕消费需求，借鉴国际经验，充分调动社会力量的积极性和创造性，加快现代健康产业集群发展，努力将园区打造成本市现代医疗服务业发展的重要平台和集聚区。

一、基本定位

（一）打造全国健康旅游示范基地

依托虹桥地区的交通、商贸、会展联动长三角与辐射海外的优势，借力国家进口博览会等大型会展活动，不断提升对外开放水平，寻求医疗新技术合作，引入前沿技术和人才。将特色诊疗与旅游服务深度融合，在全国范围内形成对出境医疗旅游的有效供给替代。将海派中医和休闲养生文化与旅游服务深度融合，形成对入境医疗旅游的需求牵引。

（二）坚持特色鲜明、品质优先、受众利益为核心的健康服务

积极引入有技术、有经验、有品质、有竞争力、服务特色鲜明的医疗资源，探索符合受众需求的高端服务产品模式，努力向健康管理领域拓展，积极提供疾病预防、健康促进、慢性病管理等全周期健康管理服务。为园区健康服务培育客户群体、积累差异化服务定位和精准营销经验。建立与商业健康保险机构广泛对接，鼓励商业健康保险机构利用园区资源开发健康保险产品，扩大商业健康保险的投保和受益群体来园区接受健康服务规模。

（三）打造长三角健康服务产业创新集聚平台

基于高度共享的医技保障服务和新型执业平台，面向长三角的医疗产业和创新机构设打造健康产业集聚和医创共享平台，为需要落地的创新产业主体和医生集团等创新服务主体来提供创业、办公、执业的共享和孵化空间；为医护人员的业务提升提供管理培训、资格认证、社交分享的职业发展俱乐部；为社会办医机构输送人才并提供实训基地；为长三角医疗机构与海内外开展医疗管理合作、医疗人员培训、创新创业交流搭建平台。

二、发展目标

园区以医疗服务为核心，形成"1＋2＋12＋X"的医疗机构形态布局，即：建成1个包括医技服务、药品供应、运行保障等在内的综合服务支持平台，建设2家综合医院和12家左右专科医院，床位数约为3500张，发展若干个特色门诊部。到2020年，初步形成规模布局适宜、医疗特色明显、服务水平领先、学科结构合理、人才优势凸显的发展格局，立足大虹桥、辐射长三角、定位国际化，基本建成国家社会办医改革试验区、高端健康服务业集聚区、智慧医疗先行先试区。

三、机构现状

园区坚持"市场化、高端化、国际化、集约化"的发展理念，以国资为引导，社会资本为主，市场化运作引入整合优质医疗资源。目前，园区已确定的项目包括：1 家医技门诊综合平台、2 家综合医院、7 家专科医院（即儿科、妇产科、骨专科、肿瘤专科、医疗美容专科、泌尿专科、康复专科），具体如下：

（一）综合医院

园区引入了 2 家国内外知名的医疗服务品牌，并鼓励国际一流医院管理机构参与园区医疗服务业的经营管理，即：上海百汇医院和上海绿叶克里夫兰联合医院（筹）。

1. 上海百汇医院位于园区一期地块，占地约 50 亩，建筑面积约 8 万平方米，床位 450 张，投资总额约 14.8 亿元，由亚洲最大的私人医疗集团——百汇医疗集团投资开发运营。

2. 上海绿叶克利夫兰联合医院（筹）由绿叶医疗集团投资（投资控股有新加坡第二大私立肿瘤中心——OncoCare 肿瘤中心），与美国克利夫兰医疗集团合作，拟设于园区二期地块，规划占地面积 50 亩，床位拟设 450 张，目前在前期医疗机构设置申请准备中。

（二）专科医院

1. 上海泰和诚肿瘤医院：占地约 70 亩，建筑面积近 16 万平方米，床位 400 张，投资总额约 25 亿人民币，由美国纽交所上市公司——泰和诚医疗集团投资，拟委托全球排名第一的美国安德森癌症中心运营管理，未来将开展质子放疗业务。

2. 万科儿童医院：占地约 15 亩，建筑面积约 2.5 万平方米，床位 200 张，投资总额约 5 亿元，由复旦医疗产业公司牵头投资，委托复旦大学附属儿科医院运营管理。

3. 上海慈弘妇产科医院：占地约 15 亩，建筑面积约为 2.3 万平方米，床位 200 张，投资总额约 5 亿元，由闵行区国资和社会资本联合投资，委托复旦大学附属红房子医院运营管理。

4. 上海览海康复医院：占地约 20 亩，建筑面积约 2.9 万平方米，床位 200 张，投资总额约 6.6 亿元，由览海集团投资，拟与美国康复医师协会开展合作。

5. 上海绿叶爱丽美医疗美容医院：占地约 20 亩，建筑面积约 2.9 万平方米，床位 150 张，投资总额约 5 亿元，由绿叶医疗集团投资，引入韩国爱丽美整形美容医院资源。

6. 上海绿叶泌尿专科诊疗中心（筹）：在建的上海绿叶爱丽美医疗美容医院地块上将建设 A 楼（建筑面积约 1.5 万平方米）、B 楼（建筑面积约 0.8 万平方米），其中，B 楼用于医疗美容功能，体量规模能够完全满足医疗美容医院的各功能面积配置需求，在 A 楼增设上海绿叶泌尿专科诊疗中心（筹）功能。目前，机构设置申请准备中。

7. 上海览海西南骨科医院：占地约 50 亩，建筑面积约 8.5 万平方米，床位约 400 张，投资总额约 14 亿元，由览海集团投资，委托上海交通大学附属第六人民医院运营管理。

根据规划，未来园区将在已有的 7 个专科医院基础上，突出学科特色，继续引进如肿瘤放射、肿瘤及血管介入、内分泌代谢、消化、心血管、血液等领域由院士或主委级专家领衔的 4—5 家国内外优质项目进驻园区，床位规模约 1000 张。

（三）共享的第三方独立医疗机构

医技门诊大楼作为园区集中共享的核心设施，先期已竣工验收，并平稳转型为医技门诊综合平台。该平台设施位于园区一期中间地块，占地约 50 亩，建筑面积约 8.8 万平方米，投资总额约 9.6 亿元，由闵行区国资控股。作为园区核心共享设施，综合服务平台整合第三方独立检验中心、影像中心、药品中心、洗消中心、污水处理中心等，为入驻园区医院、诊所提供集约化医技服务和会务、金融保险等商业配套。

1. 上海千麦博米乐医学检验所：位于园区医技门诊综合平台 3 楼东侧，面积约 5500 平方米，投资总额约 4000 万元（不含设备），由园区与日本 BML 株式会社、上海千麦医疗投资管理有限公司合资组建。2016 年通过了中国计量认证（CMA）证书和美国病理家协会 CAP 证书，同年，被国家发展改革委认定为我国第一批"基因检测技术应用示范中心"之一。

2. 上海美中嘉和医学影像诊断中心：位于园区医技门诊综合平台 2 楼，面积约 11000 平方米，投资总额约 3.5 亿元，由泰和诚医疗集团和美国通用医疗（GE Healthcare）合作建立，泰和诚医疗集团为第一家在美国纽约证券交易所上市的中国医疗服务公司，美国癌症专科排名第一的 MD 安德森癌症中心在中国的独家战略合作伙伴。20 年来长期致力于向中国医疗领域引进具有国际最前沿技术的肿瘤影像诊断与放射治疗设备，并为国内肿瘤患者提供最好的、与国际水平接轨的治疗手段和医疗服务。

3. 上海国药控股虹润药品中心：位于园区医技门诊综合平台 1 楼和地下一层，其中，地上中心药房面积约 1500 平方米，地下药库面积约 1500 平方米，由国药集团旗下国药控股和医学园区虹润医疗健康产业基金联手打造的创新型、集约化药房。

园区后续将提出独立的病理、洗消等专业第三方服务医疗机构设置。医技服务原则上覆盖到园区二期地块。

（四）门诊

园区按照规划，积极吸引国内外知名专家或技术特点明显的医生等在综合门诊部开设医生工作室，或带领团队开设专科门诊和诊所。目前，在医技门诊综合平台引入了悦心综合门诊部、美视美景眼科门诊部、新虹桥和诺综合门诊部等，未来还将继续引入一批特色明确的专科和综合高端诊所，力争推动名医工作室等创新形式落户平台。

1. 上海悦心综合门诊部：位于园区医技门诊综合平台6楼，面积约6500平方米，投资额约4000万元，由上海悦心健康集团股份有限公司设立，开设骨关节疾病、神经疾病、睡眠障碍等特色临床诊疗中心，开展台湾特色高端体检服务。

2. 上海美视美景眼科门诊部：位于园区医技门诊综合平台3楼西侧，面积约4300平方米，投资额约2600万元，由专业眼科管理机构——上海根植企业管理咨询有限公司设立，拥有十五年近视眼防控经验。门诊将按照JCI国际标准构建，开设名医工作室、眼视光门诊、少儿近视眼防治中心、儿童疑难眼病中心、眼科手术/屈光手术中心、远程会诊中心、视光学研究所、奥妙眼睛科普馆等，提供专业的高水平的眼科医疗服务。

3. 上海新虹桥和诺综合门诊部：位于园区医技门诊综合平台7楼，面积约5100平方米，投资额约6000万元，由虹润风云（上海）医疗管理有限公司设立，与美圣迪斯医疗集团达成管理咨询合作关系，共享品牌资源，引进先进管理经验、国际认证以及商业健康保险对接标准，提供以患者及家庭为中心的体检、健康管理、特色诊疗、专家会诊、日间手术、中医养生等全方位、全过程健康服务，引入一批国内外专家领衔的名医工作室和团队。

四、发展要求

（一）进一步明确园区内医疗机构设置要求

1. 综合医院：继续引入国际知名或国内公认的医疗服务品牌，支持国内外优质社会资本、健康保险机构举办医疗机构，鼓励国际一流医院管理机构参与园区医疗服务营业的经营管理。

2. 专科医院：以突出学科特色为导向，重点发展拥有尖端医疗技术或高质量服务型专业医院。尖端医疗技术专科医院主要以微创手术、生物治疗、介入治疗、物理治疗、分子诊断、免疫诊断、精准医疗、转化医学等为主的医疗机构，其学科带头人须在该学科领域具有国际或国内领先水平。高质量服务型专科医院主要引进具有国际或国内一流的医疗服务水平，特别是有高端专科医疗服务成功经验的品牌或医院。鼓励国内外知名医院管理集团或医生集团在园区开设专科医院。

3. 门诊部、诊所：积极吸引国内外知名专家或技术特点明显的医生等在综合门诊部开设专科专病工作室，创新全过程健康管理、日间手术、远程会诊等服务形式。

4. 对国家倡导新设的医疗机构形态，即：医学影像诊断中心、病理诊断中心、血液透析中心、医学检验实验室、康复医疗中心、护理中心、消毒供应中心、健康体检中心等新机构、新业态，园区有条件的引入，面向区域医疗机构提供集约化、高标准的保障服务。

（二）进一步推进园区健康服务创新发展

1. 推进医学和信息科技创新。鼓励园区医疗机构吸引国外顶尖科学团队，应用先进技术和仪器设备，提供国际尖端水平的医疗服务。在科学评估和严格监管的前提下，允许符合条件的园区机构依法开展基因检测、分子诊断等服务，申报开展干细胞治疗、细胞免疫治疗、基因治疗等临床研究，推动成熟可靠的技术进入临床应用。积极探索精准医疗服务。加快发展精细手术，推广应用计算机辅助微创技术、手术机器人技术。规范发展质子治疗等新型肿瘤治疗方法。

鼓励园区医疗机构积极推进健康医疗服务与移动互联网、物联网、云计算、可穿戴设备等新技术有效衔接，推进基于信息技术的智慧健康产业发展。集成医疗影像技术、基因技术、大数据技术，发展智慧医疗服务。

2. 推进服务模式创新。鼓励园区医疗机构，参照国际标准，向健康管理领域拓展，积极提供疾病预防、健康促进、慢性病管理等全周期健康管理服务。鼓励园区机构以名医、名药、名科、名方为服务核心，提供流程优化、质量上乘的中医医疗、养身保健、康复、养老、旅游医疗等高附加值服务，打造中医药文化传承氛围。

五、政策支持

（一）加强人力资源保障

搭建医师区域执业信息化平台，实施园区医师执业注册管理，完善园区医务人员全职、兼职聘用制度，由园区初审后向市卫生部门报备。

建立更加灵活的用人机制，推动医疗意外险、医师执业责任保险等险种的覆盖；支持具备在华行医资质的境外医师来华执业，并由园区初审，对境外高层次医学人才的出入境和长期居留提供便利。

支持园区医疗机构引进专业技术人才，符合闵行区人才引进相关政策规定的，相关部门应按照规定办理其户籍管理、住房及子女入托等手续。

支持园区医疗机构开展针对医疗服务、健康旅游咨询和管理等从业人员的学术交流和培训进修。

（二）支持园区大型医用设备和医疗技术应用

在本市乙类大型医用设备规划中为园区预留一定数量的配置额度，在医疗机构取得设置许可时同步办理设备准入手续，园区大型医用设备申报由园区初审后上报市卫生部门备案，加强事中事后监管。

鼓励园区开展新技术临床应用，园区医疗技术应用申报由园区初审后上报市卫生部门审批。

（三）加大配套政策扶持

鼓励市级和国家级高端医学研究项目、重点实验室和大科学装置落户园区，支持园区医疗机构与国内外科研机构、医学院校开展医学科技创新合作，搭建医学科研成果转化平台，促进医学成果转化。

支持园区医疗机构及其医务人员申报技术职称考评、科研课题招标及成果鉴定以及临床重点学科和专科建设、医学院校临床教学基地、住院医师规范化培训基地、全科医师规范化培训基地和专科医师规范化培训基地资格认定。

支持园区医疗机构建立与商业保险公司建立信息对接机制、联合开发健康管理保险产品。

支持园区医疗机构开展国际认证，鼓励医疗机构、医学检验、医疗实验室、医学临床研究等开展 JCI 管理标准认证、ISO15189 国际认证、ILAC 标准认证、PDA 标准认证以及 CAP 标准认证等，促进园区国际化发展。

287

新华—崇明区域医联体

作为上海新一轮医改重要举措之一，新华—崇明区域医疗联合体试点工作于 2011 年 4 月正式启动。

一、专家下沉社区，改善群众就医体验

崇明作为河口冲积岛，由于地域位置相对特殊，人口密度低，人员居住分散，特别是农村老百姓看病、看专家不容易。2011 年 4 月起，新华崇明分院组织临床高级医师组成的医学专家志愿者服务队，定期下乡镇巡回义诊服务，让老百姓在家门口享受到医学专家的诊治。每次义诊都开展"五个一"活动，即"举办一次大型医疗义诊、上好一堂健康科普讲座、进行一次社区医生业务指导、组织一场服务对象意见征询会、开展一次院前急救演示"，在第二轮义诊活动中又增加了探访高龄、患病、孤寡老人及深入社区医院作业务指导。五年间，对 18 个乡镇进行两轮巡回义诊，受惠人群达 1.2 万人次。2017 年在大型义诊基础上，开展专科专病医联体活动，根据崇明区疾病谱特点及人群特点，医院影像医学科、普外科（甲乳）开展崇明地区万人乳腺癌筛查义诊活动，用两年时间，走访 100 个村，预计受惠群众达 1 万余人。

二、"三中心"成立，区域医疗资源得到共享

依托崇明区卫生信息化建设，2014年，为使优质资源得到共享，进一步提升医疗质量和诊断水平，建立了"放射诊断部、临床检验部、心电诊断部"。借助信息平台通过PACS系统传输数字影像，专家出具诊断报告传回相应社区服务中心；专业物流将检验标本运送至检验中心，为18个社区提供"三常规"以外的检验诊断；心电诊断中心设在上海交通大学医学院附属新华医院（以下简称：新华总院），采集数据传送新华总院，图文诊断结果即时下传，这样既让老百姓在家门口享受到了三级医院专家的医技诊断服务，同时由于诊断结果在区域内互认，减少了重复检查造成的群众就医负担，并且又提高了专业技术人员的业务能力，提高了设备的运行效率。

三、"五学科"领跑，逐步构建分级诊疗秩序

在医联体建设过程，学科是医联体建设的重要纽带，通过学科建设带动区域三级联动。近年来，医院心血管内科射频消融治疗量居同级医院首位；冠脉介入诊疗量居同级医院前列，急性心肌梗死24小时绿色通道介入诊疗占50%，同时医院启动胸痛中心建设；肾脏内科年门诊量近万人次，年血透量3.2万余人次，基本承担了区域内绝大部分肾脏病诊治，同时为区第二人民医院血透室培养相关医护人员，解决了崇明东部地区尿毒症患者就医问题；康复医学科组织全区医务人员和社区助残员系列培训，建立残疾儿童家长学校开展家庭医教结合，对全区幼儿园进行先心病筛查和康复指导，对全区3.5万名中小学生进行脊柱侧凸筛查；内分泌科建立崇明地区糖尿病防治

289

云平台，利用云平台开展健康宣教工作，实现综合医疗性机构、公共卫生专业机构和社区卫生服务中心的信息共享和业务协同；肿瘤科构筑崇明地区肿瘤防控体系，在三级医院进行肿瘤规范化治疗，在二级医院进行术后康复治疗，在社区卫生中心随访及姑息治疗，地区肿瘤防控体系已完成诊治患者13万人次。

四、拓展培训平台，提升基层医疗诊治水平

开展全科医师三年轮训，充分利用新华崇明分院的医学、教学资源，对崇明区各基层医疗机构375名卫生技术专业人员作培训指导。医院还作为区中医适宜技术培训基地，为130余名社区医务人员进行规范化培训；2012年启动"名医工作室"培养平台，帮扶基层医院提升技术水平，完成46名基层医务人员的带教；以内外科教研室为平台，组织全区疑难病例大讨论，共60余场1800余人次参与；面向全区，举办继续教育学习80余项；2013年起至目前全科医师规培基地培养30名全科医师，2016年起55名学员接受全科助理规培基地培训，与上海健康医学院合作承担了崇明区全科医师的教育、实习工作。

五、依托总院支持，发挥三级医院专家作用

在医联体建设过程中，新华总院为龙头、崇明分院为枢纽，充分发挥新华派遣专家的作用，通过技术、人员、信息业务整合，组成医疗服务联合体。对区域内二级综合医院每周派2名专家坐诊，参与病房查房，疑难病例诊治、多学科联合诊治及双向转诊，对18家社区卫生服务中心，骨干医师签约结对社区多点执业。开展肺结节、甲状腺结节、胃肠肿瘤联合门诊多学

科联合诊疗（MDT），组合各学科专家团队，提升为疑难重症复杂患者的诊疗服务能力。肺结节联合门诊接诊病例中确诊肺癌占 25.53%，患者及时得到最优化的综合治疗方案，努力实现百姓大病不出岛。

参考文献

［1］中央政府门户网站：《国务院办公厅关于推进医疗联合体建设和发展的指导意见》，2017 年 4 月 23 日。

［2］上海市人民政府：《上海市人民政府办公厅印发〈关于本市推进医疗联合体建设和发展的实施意见〉的通知》，2017 年 12 月 29 日。

［3］金春林："我们需要建什么样的医联体"，《中国卫生资源》2018 年第 1 期。

［4］王兴琳、蔡华、严卓然等："医联体——医疗资源整合下的区域组织实践"，《现代医院管理》2013 年第 4 期。

［5］中央政府门户网站：《卫生部关于印发 2013 年全国卫生工作会议文件的通知》，2013 年 2 月 8 日。

［6］林娟娟、陈小嫦："构建医疗联合体的关键问题分析及其对策建议"，《南京医科大学学报（社会科学版）》2014 年第 2 期。

［7］上海市卫生局：《关于下发〈关于本市区域医疗联合体试点工作指导意见〉的通知》，2010 年 10 月 13 日。

［8］上海市人民政府：《上海市深化医药卫生体制综合改革试点方案（2016—2020 年）》，2016 年 5 月 19 日。

［9］黄显官、王林智、余郭莉等："医联体模式及其发展的研究"，《卫生经济研究》2016 年第 3 期。

［10］方鹏骞、林振威、陈诗亮等："医联体联动模式及其核心医院改革前后综合效益分析——以武汉市为例"，《中国医院》2014 年第 7 期。

［11］黄培、易利华："3 种不同类型医联体模式的实践与思考"，《中国医院管理》2015 年第 2 期。

［12］熊茂友、李辉："用市场配置资源建好医联体——如何破解当前医联体难题"，《中国财政》2014 年第 21 期。

［13］李梦斐：《我国"医联体"发展现状与对策研究》，山东大学 2017 年硕士论文。

［14］庞涛："医联体是医改新的破局利剑"，《中国信息界（e 医疗）》，2014 年第 1 期。

［15］顾晋："恶性肿瘤多学科综合治疗模式"，《中国实用外科杂志》2009 年第 1 期。

［16］卢建龙、曹志刚、王宇等："基于组织变革理论的医院多学科综合诊疗体系构建"，《中国肿瘤》2017 年第 9 期。

［17］《上海市城镇职工基本医疗保险综合减负实施办法》，沪医保〔2004〕126 号。

［18］《市民政局副局长姚凯谈上海社会救助制度体系建设》，东方网 2014 年 10 月 29 日。

［19］上海市民政局、上海市财政局、上海市人力资源和社会保障局、上海市医疗保险办公室：《关于调整和完善本市医疗救助制度加强住院医疗救助工作的通知》，沪民救发〔2015〕43 号，2015 年 10 月 30 日。

293

［20］市民政局《关于在本市开展城乡医疗救助"一站式"服务工作的指导意见》，沪民救发〔2015〕21号，2015年4月10日。

［21］上海市职工保障互助会官网 http：//www.shzbh.org.cn/nzcfg.asp。

［22］上海市人民政府关于职工自愿使用医保个人账户历年结余资金购买商业医疗保险有关事项的通知，沪府发〔2016〕106号，2016年12月22日。

［23］李俊："上海职工个人医保账户可购买商业医疗保险"，解放网2017年1月6日。

［24］OECD（2015），Health at a Glance 2015：OECD Indicators，OECD Publishing，Paris.

［25］《上海市人民政府办公厅关于印发〈上海市城乡居民大病保险办法〉的通知》，沪府办发〔2016〕58号，2016年12月23日。

［26］Lynch，Ryan and Eline Altenburg-van den Broek，*The Drawbacks of Dutch-Style Health Care Rules：Lessons for Americans*，July 22，2010，http：//www.heritage.org/research/reports/2010/07/the-drawbacks-of-dutch-style-health-care-rules-lessons-for-americans.

［27］Karen Taylor，Hanno Ronte，Simon Hammett：《医疗行业2020年生命科学与医疗趋势报告：大胆的未来?》，德勤，2017：4，https：//www2.deloitte.com/content/dam/Deloitte/cn/Documents/life-sciences-health-care/deloitte-cn-lshc-lshc-predictions-2020-zh-150526.pdf。

图书在版编目(CIP)数据

健康上海绿皮书.2018/王玉梅,杨雄主编. 一上
海:上海人民出版社,2018
ISBN 978-7-208-15218-2

Ⅰ.①健… Ⅱ.①王… ②杨… Ⅲ.①医疗保健事业
-研究报告-上海-2018 Ⅳ.①R199.2

中国版本图书馆 CIP 数据核字(2018)第 112628 号

责任编辑 罗俊华
封面设计 夏 芳

健康上海绿皮书(2018)
王玉梅 杨 雄 主编

出	版	上海人民出版社
		(200001 上海福建中路 193 号)
发	行	上海人民出版社发行中心
印	刷	上海商务联西印刷有限公司
开	本	787×1092 1/16
印	张	19
插	页	4
字	数	226,000
版	次	2018 年 7 月第 1 版
印	次	2018 年 7 月第 1 次印刷

ISBN 978-7-208-15218-2/R·63
定 价 58.00 元